在宅医療物語

第2巻

求められる在宅医療とは

JN170613

Yasunori Nagai &
Ryo Koshino
presents

在宅医療の質は
理念×システム×人財
で決まる！

医療法人ゆうの森
理事長　永井康徳

今後10年間で超高齢社会から多死社会へ進むと予測されるわが国で、今のままの医療体制を維持していては医療は疲弊、崩壊し、社会不穏さえ招く恐れがあります。

今後のわが国の医療を支える鍵は在宅医療にある、在宅医療の普及が日本の医療と社会を救うと私は考えています。そのために私自身、微力ながらも、さまざまな取り組みをしてまいりました。この在宅医療物語の出版も、その一つです。

在宅医療を普及し、その質を高めるためには、3つの因子を高める必要があると考えています。

一つ目は理念。在宅医療の指針となる考え方です。

二つ目はシステム。多職種と協働し、医療者が疲弊することなく24時間体制で患者を見守るためには、必要不可欠なノウハウです。

三つ目は人財。在宅医療に誇りと情熱を持ちながら、在宅医療の制度を駆使して、一人一人の患者に合わせたより良い在宅療養をマネジメントできる能力を持ったスタッフのことです。

本書では、この3つの因子について私の考えるところを解説しています。そして、本巻では、東日本大震災という未曾有の災害に被災してもなお、懸命に自身の使命を全うしようとした医療従事者や介護スタッフの姿を皆様に知っていただきたいと思い、漫画家こしのりょう先生のお力をお借りして、私自身が見聞きし、体験したことをまんがに描いていただきました。在宅医療が災害時の医療として、被災地でどのように役立てたのか、その実録とともに記憶に留めていただき、今後の災害時対応の一助になればと願っています。

最後になりましたが、東日本大震災で亡くなられた方々のご冥福をお祈りいたしますとともに、被災地の一日も早い復興を心より願っております。

在宅医療物語　第2巻
求められる在宅医療とは

第1章　災害支援と在宅医療

第2章　求められる在宅医療とは

CONTENTS

第3章 在宅医療の興し方

第4章 初級者のための在宅医療制度講座

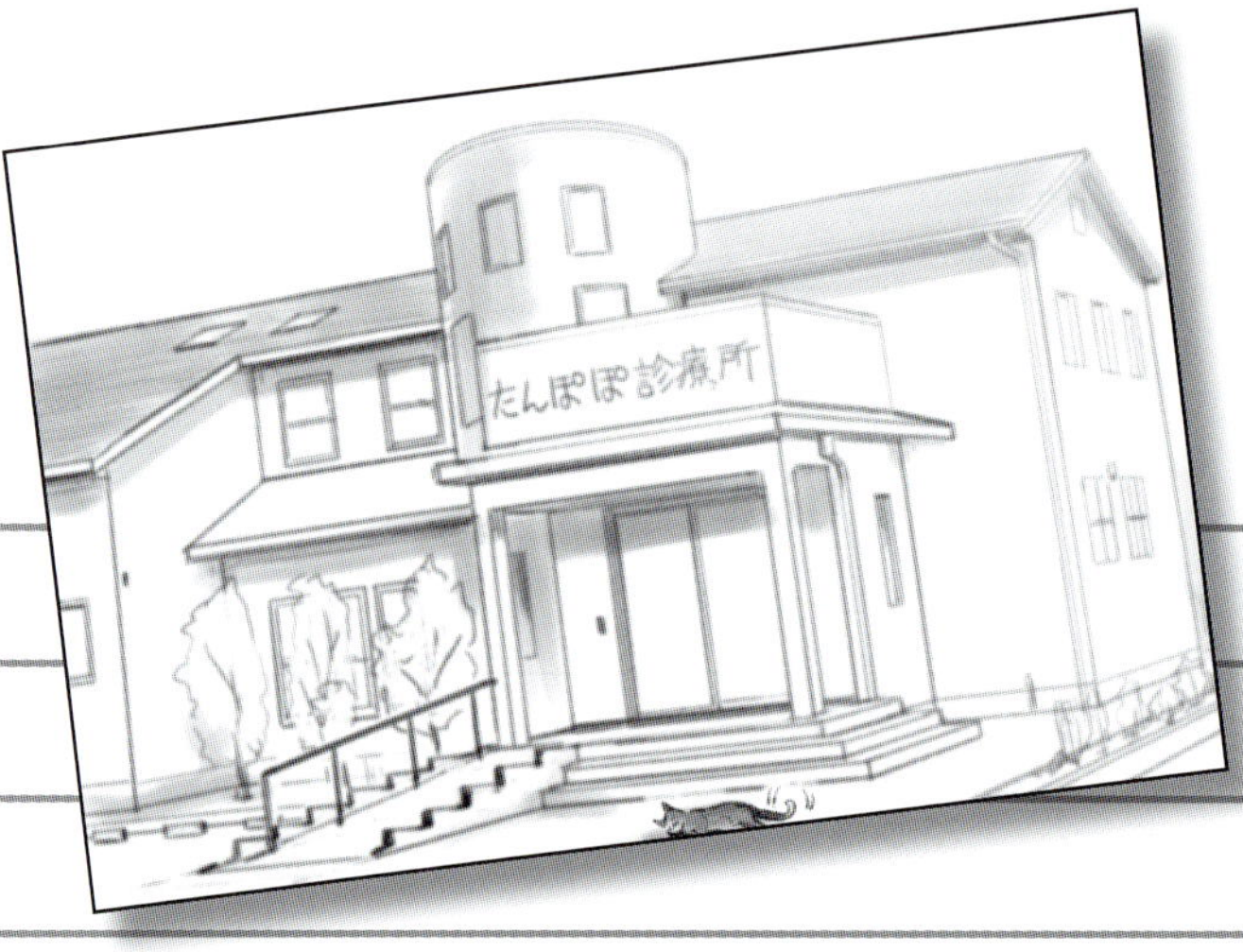

たんぽぽ診療所は、自宅や施設で療養をされている患者さんのところに医師と看護師が出かけ診療を行う在宅医療専門のクリニック。

一人一人の患者さんの人生には、それぞれかけがえのない物語があります。その物語は、診療所で働くスタッフをときに熱く、ときに涙もろくさせ、そして人として成長させてくれるのです。

※　この物語は永井康徳が経験したことを元に、まんが作品として再構成しています。

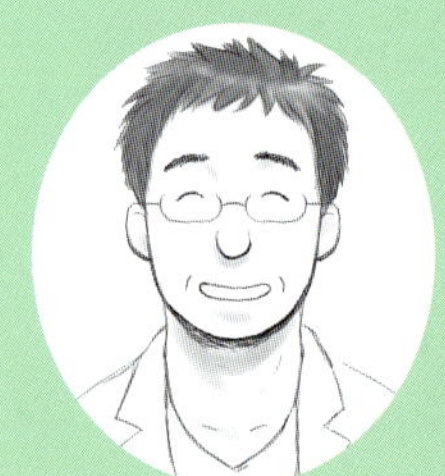

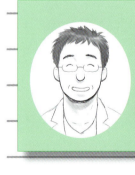

たんぽぽ先生
在宅医（46歳）

在宅療養支援診療所たんぽぽ診療所の院長。温和で誠実な人柄から、患者・家族の信頼も厚い。

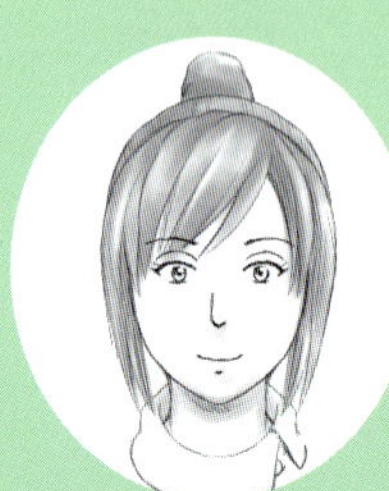

沢井　遥
看護師（34歳）

一見冷静沈着だが、看護師の仕事に誇りを持ち、実は情熱的。元は病院看護師だったが、斉藤あけみ（１巻登場）が退院の際にたんぽぽ診療所に転職。

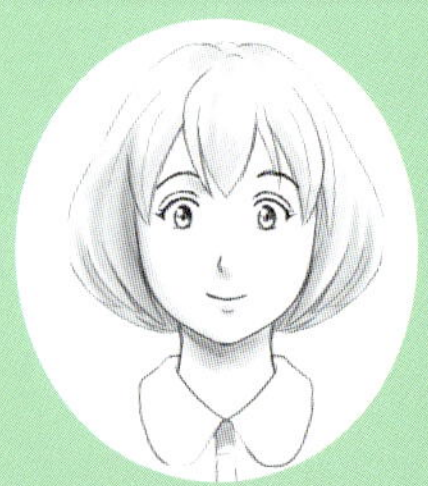

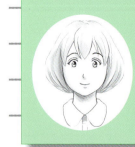

成田ひろみ
ケアマネジャー（29歳）

たんぽぽ診療所と同法人の居宅介護支援事業所の新人ケアマネジャー。おっちょこちょいだが、いつも元気いっぱいで、利用者を思う気持ちは人一倍強い。

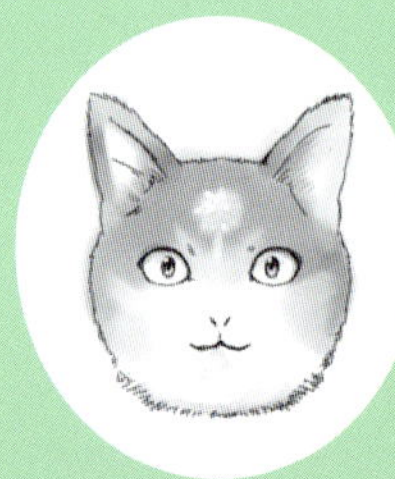

タンポポ
猫　（10歳？）

診療所の周辺住民が世話をしている地域猫。額の模様がたんぽぽに見えるため、タンポポと名付けられた。診療所はタンポポの縄張り。たんぽぽ先生の行くところに神出鬼没で現れる不思議な猫。

第１章

災害支援と在宅医療

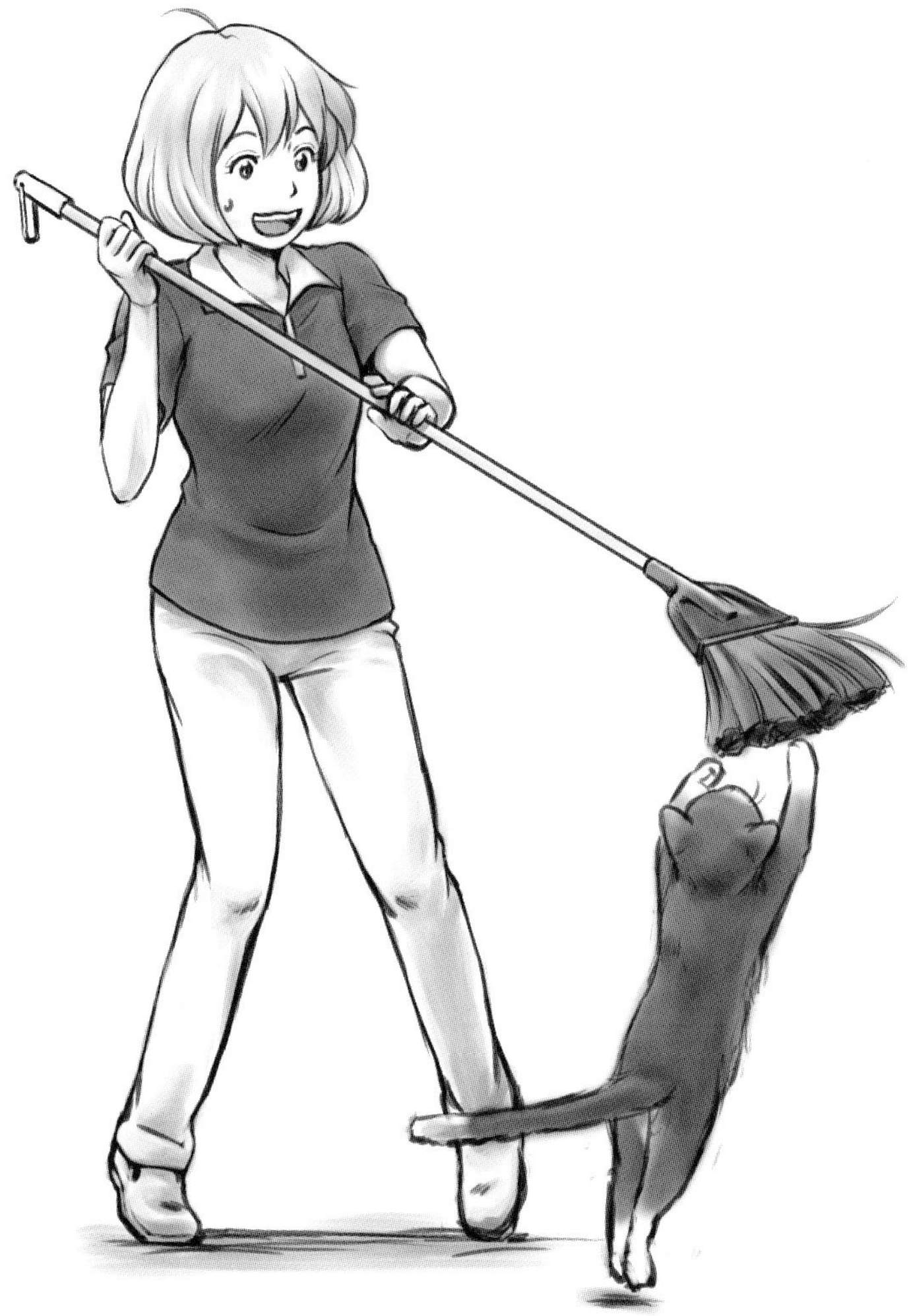

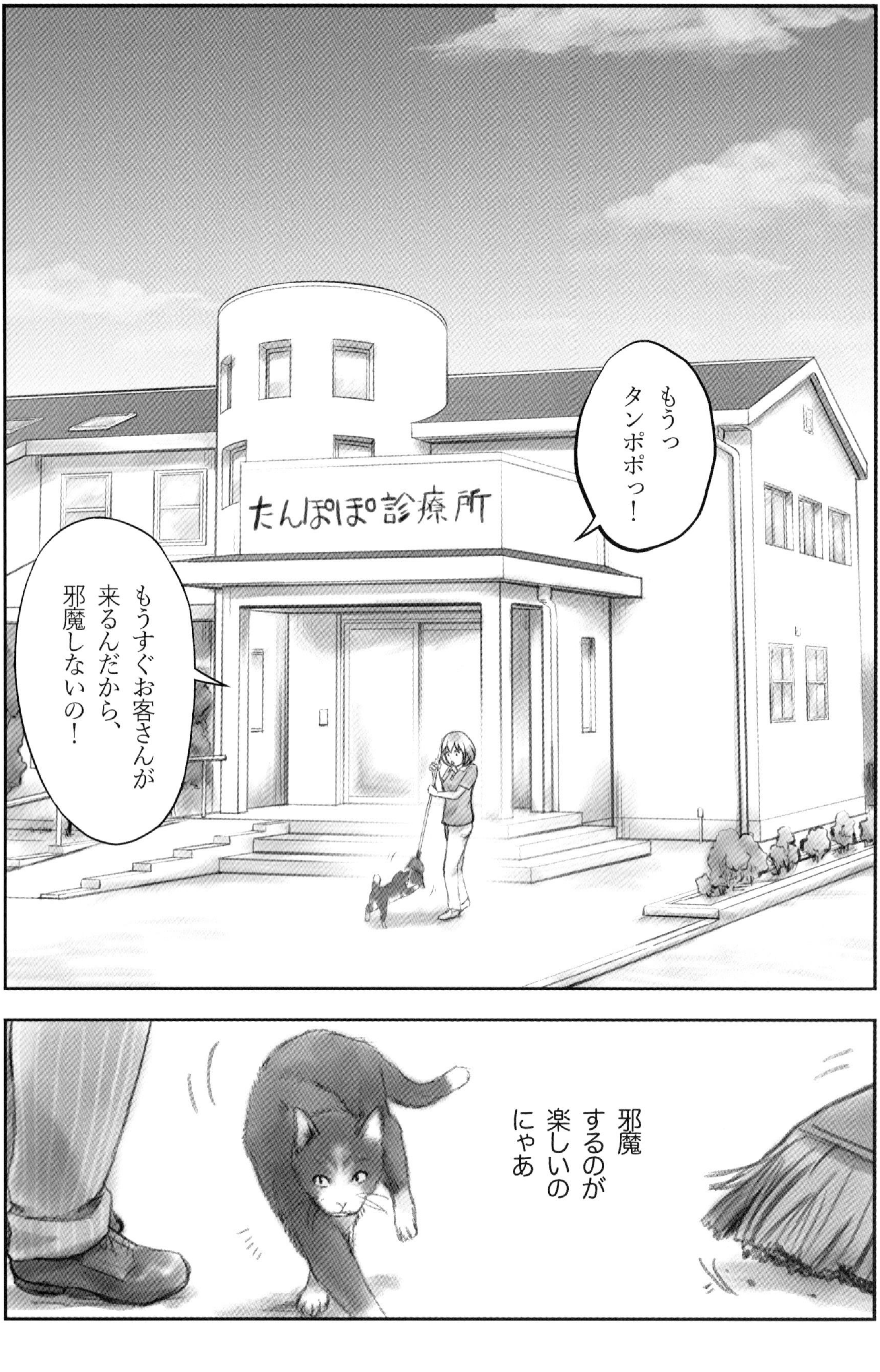
もうっ
タンポポっ！
たんぽぽ診療所
もうすぐお客さんが来るんだから、邪魔しないの！
邪魔するのが楽しいのにゃあ

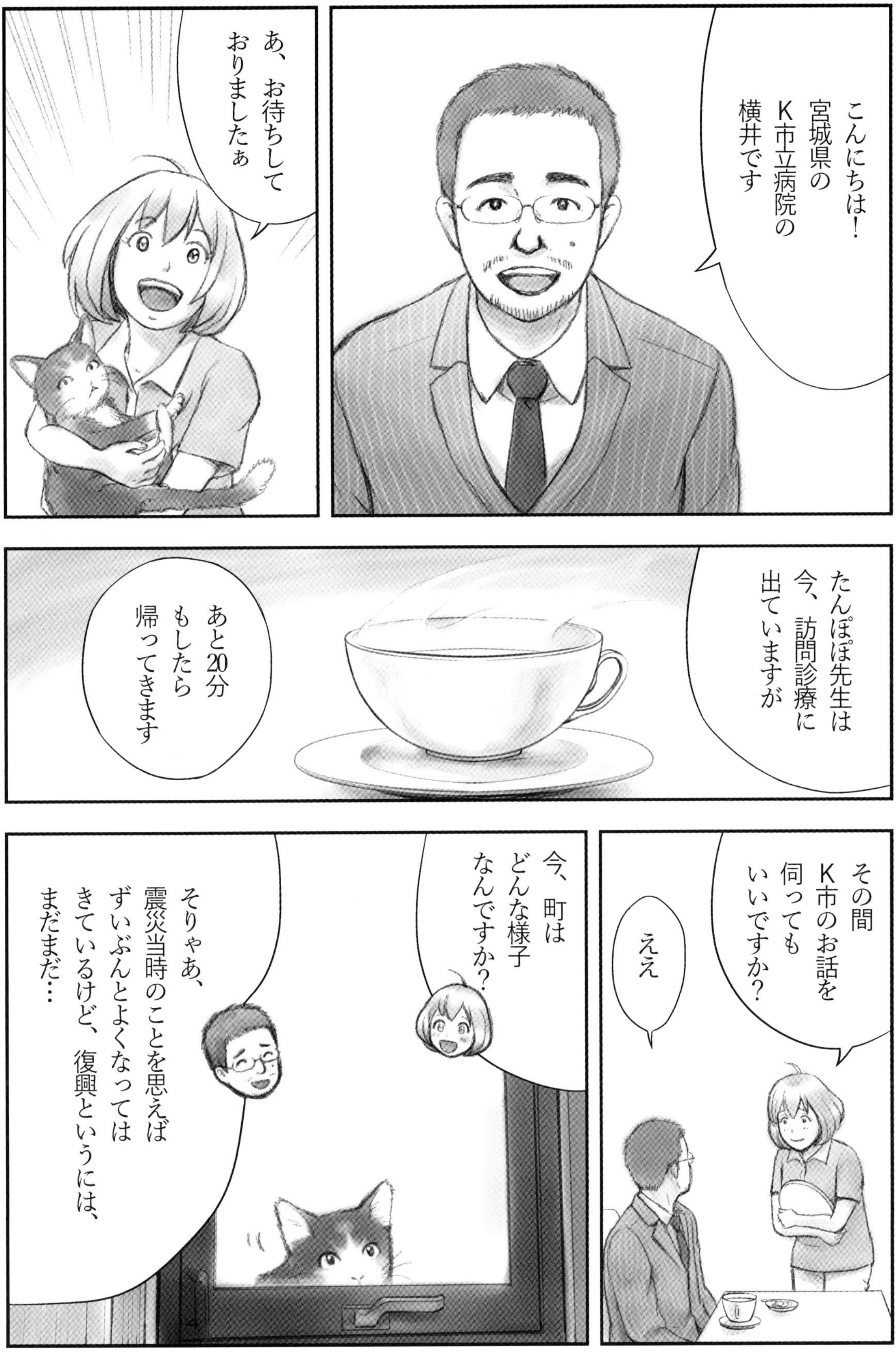
こんにちは！
宮城県の
K市立病院の
横井です
あ、お待ちして
おりましたぁ
たんぽぽ先生は
今、訪問診療に
出ていますが
あと20分
もしたら
帰ってきます
その間
K市のお話を
伺っても
いいですか？
ええ
今、町は
どんな様子
なんですか？
そりゃあ、
震災当時のことを思えば
ずいぶんとよくなっては
きているけど、復興というには、
まだまだ…

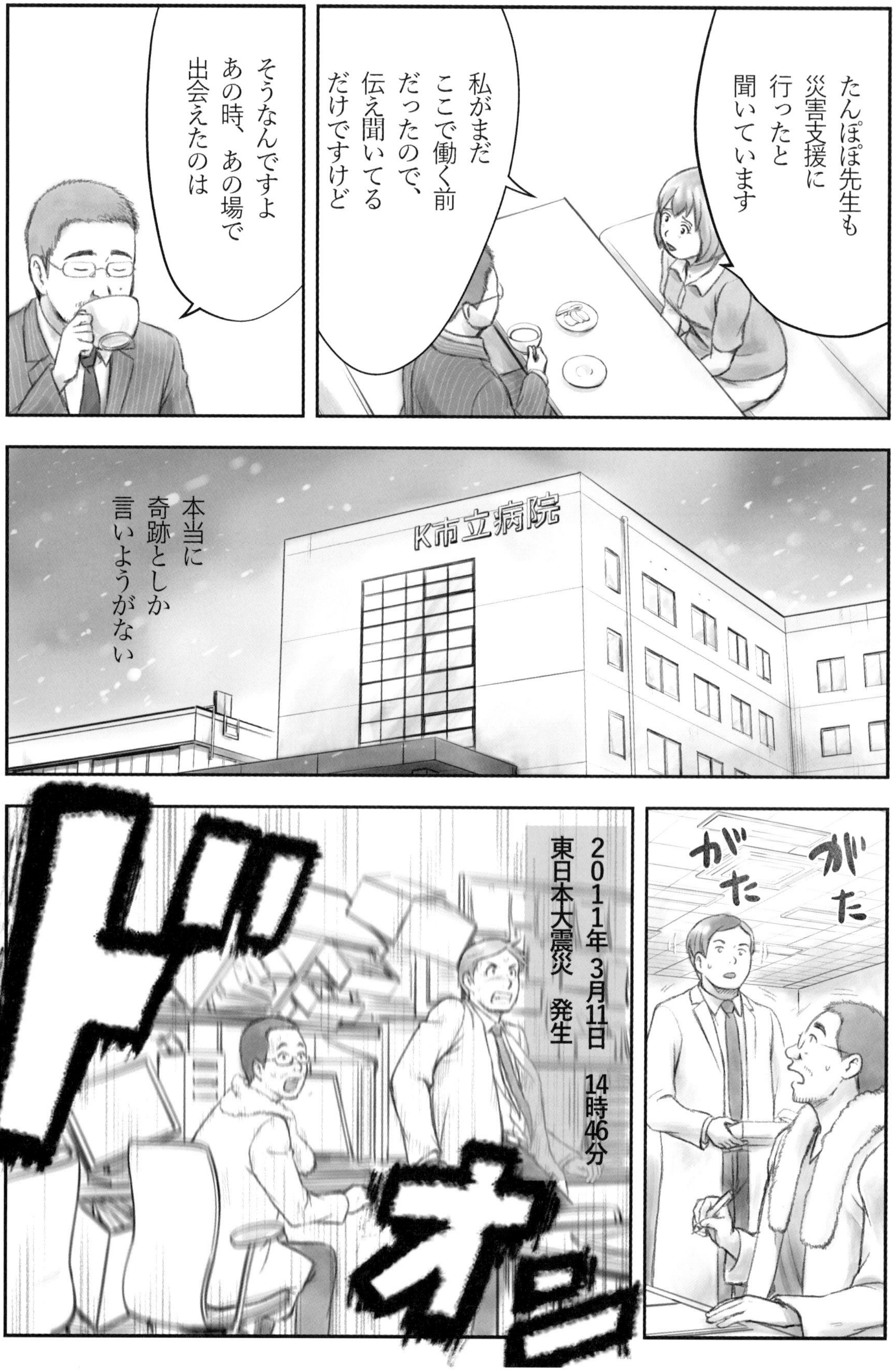
たんぽぽ先生も災害支援に行ったと聞いています
私がまだここで働く前だったので、伝え聞いてるだけですけど
そうなんですよあの時、あの場で出会えたのは
K市立病院
本当に奇跡としか言いようがない
がたがた
2011年3月11日 14時46分
東日本大震災 発生
ドオ

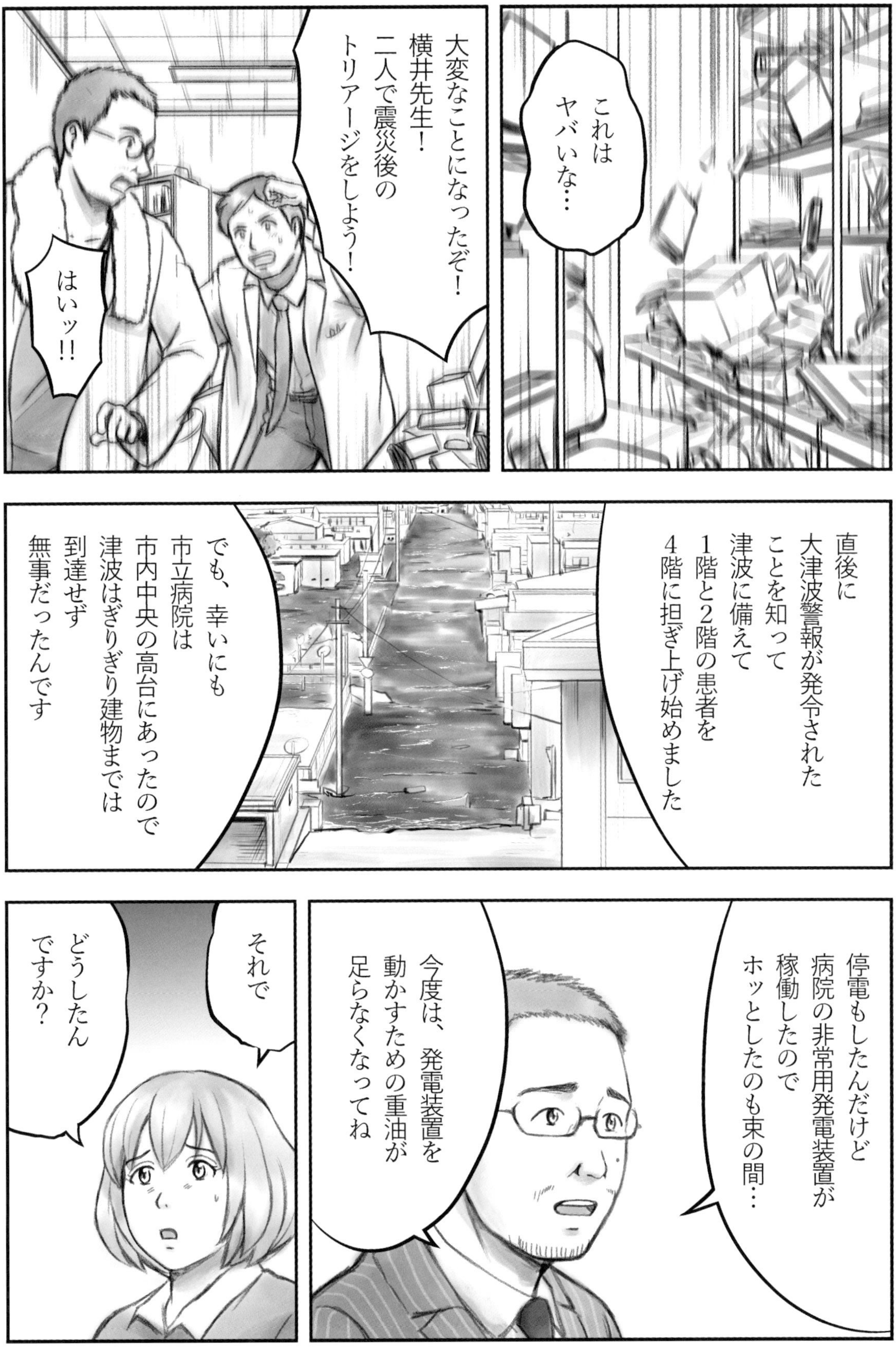
これはヤバいな…
大変なことになったぞ！横井先生！二人で震災後のトリアージをしよう！
はいッ!!
直後に大津波警報が発令されたことを知って津波に備えて1階と2階の患者を4階に担ぎ上げ始めました
でも、幸いにも市立病院は市内中央の高台にあったので津波はぎりぎり建物までは到達せず無事だったんです
停電もしたんだけど病院の非常用発電装置が稼働したのでホッとしたのも束の間…
今度は、発電装置を動かすための重油が足らなくなってね
それで
どうしたんですか？

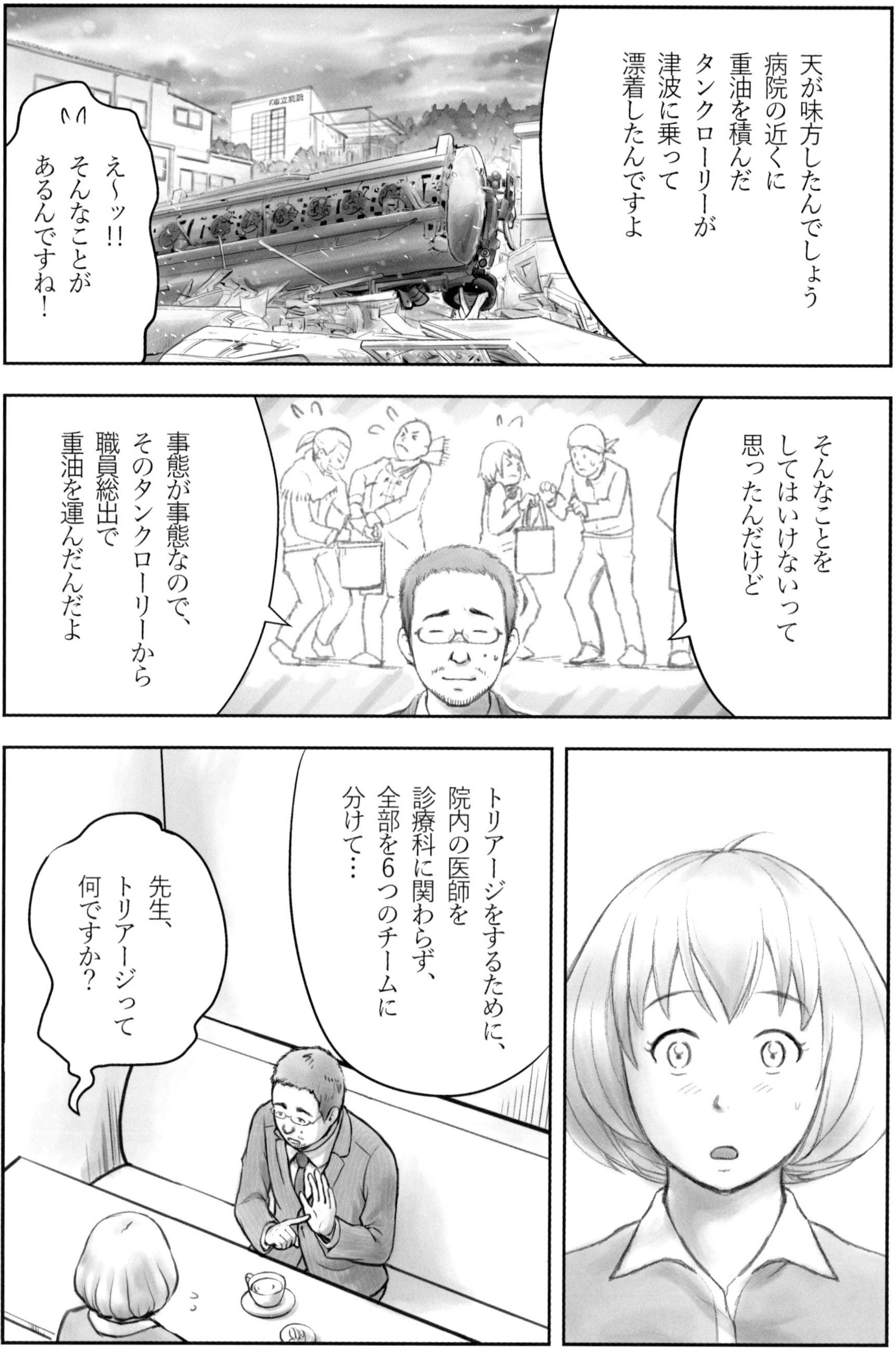
天が味方したんでしょう 病院の近くに 重油を積んだ タンクローリーが 津波に乗って 漂着したんですよ
え〜ッ!! そんなことが あるんですね!
そんなことを してはいけないって 思ったんだけど
事態が事態なので、そのタンクローリーから 職員総出で 重油を運んだんだよ
トリアージをするために、院内の医師を 診療科に関わらず、全部を6つのチームに 分けて…
先生、トリアージって 何ですか?

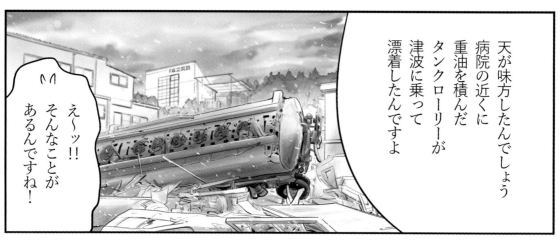

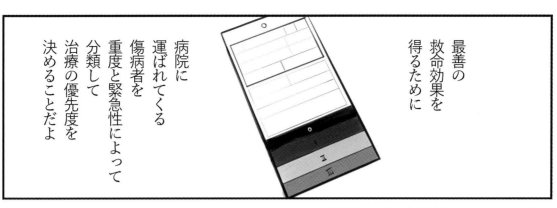

最善の
救命効果を
得るために
病院に
運ばれてくる
傷病者を
重度と緊急性によって
分類して
治療の優先度を
決めることだよ

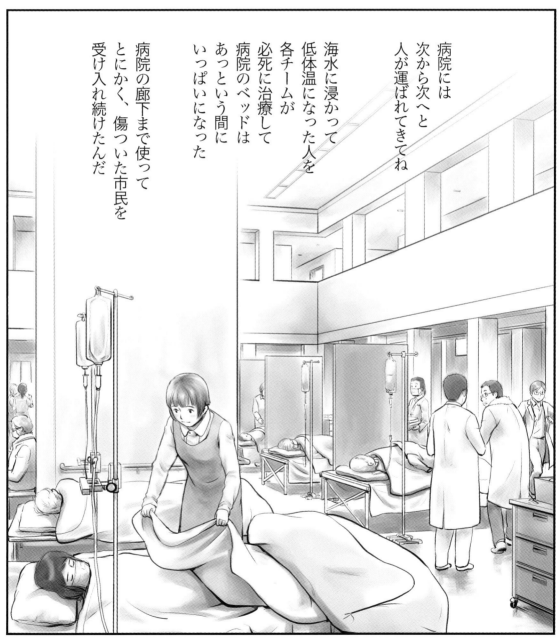

病院には
次から次へと
人が運ばれてきてね
海水に浸かって
低体温になった人を
各チームが
必死に治療して
病院のベッドは
あっという間に
いっぱいになった
病院の廊下まで使って
とにかく、傷ついた市民を
受け入れ続けたんだ

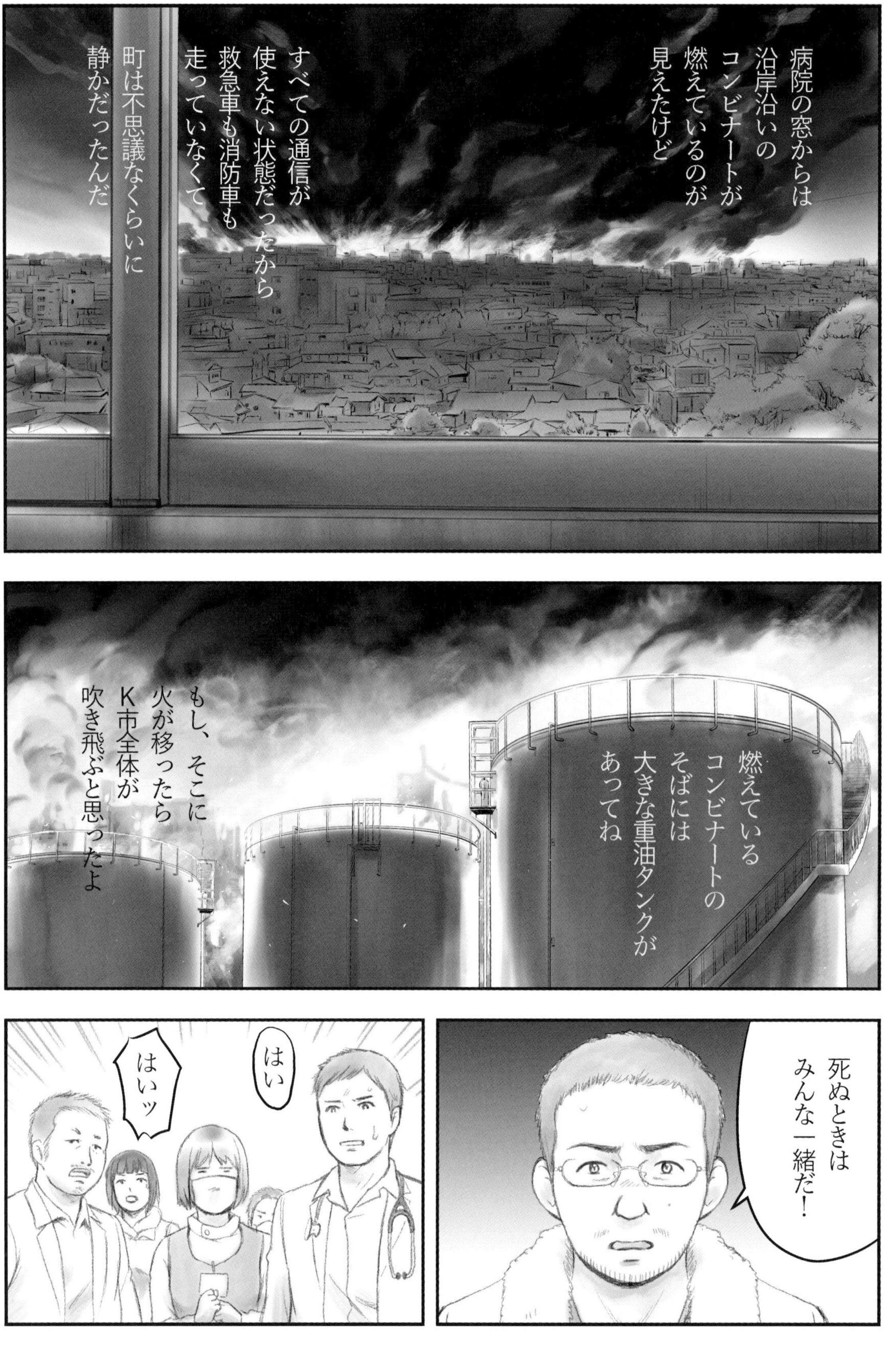
病院の窓からは
沿岸沿いの
コンビナートが
燃えているのが
見えたけど
すべての通信が
使えない状態だったから
救急車も消防車も
走っていなくて
町は不思議なくらいに
静かだったんだ
燃えている
コンビナートの
そばには
大きな重油タンクが
あってね
もし、そこに
火が移ったら
K市全体が
吹き飛ぶと思ったよ
死ぬときは
みんな一緒だ!
はい
はいッ

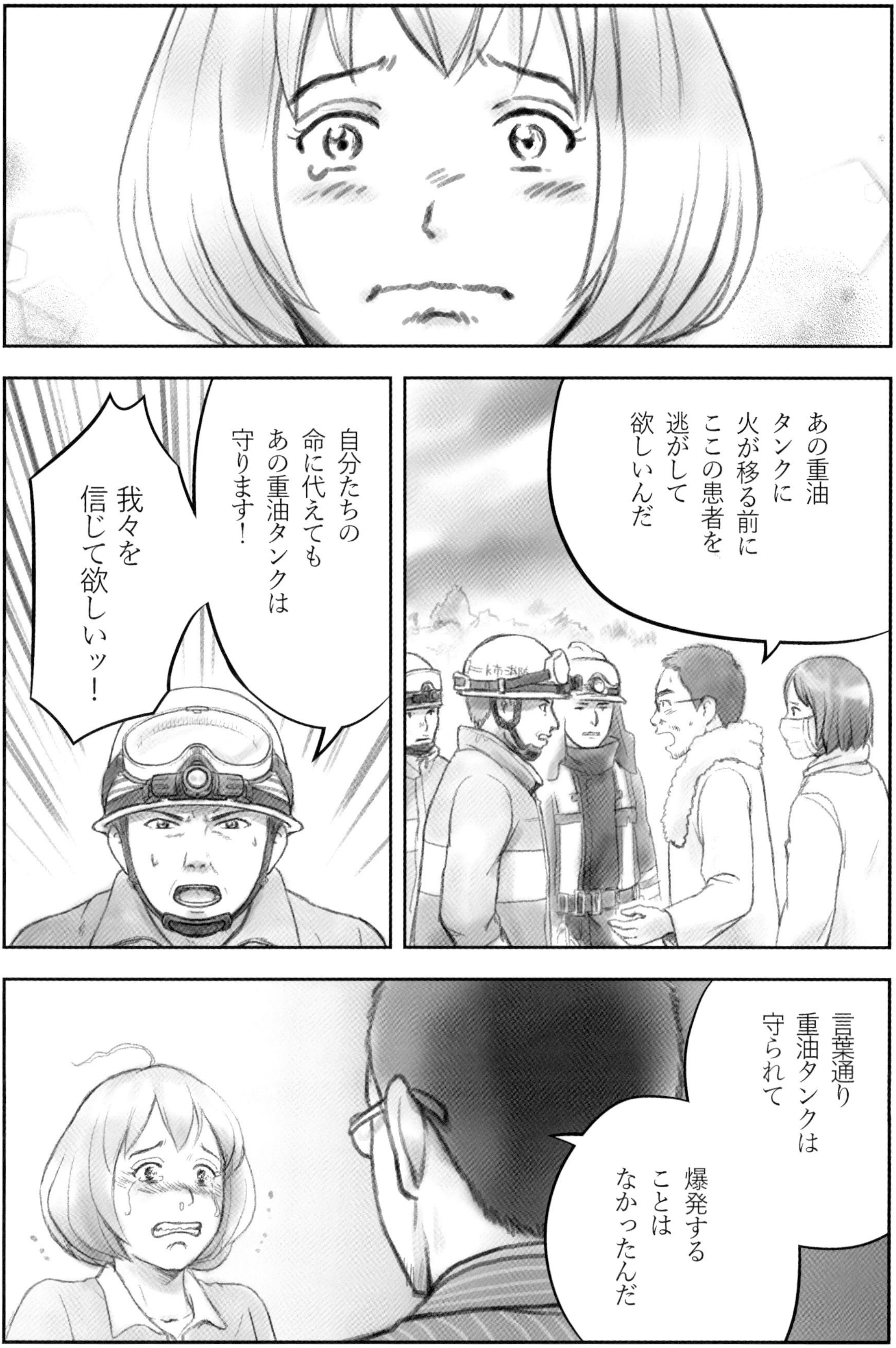
あの重油タンクに火が移る前にここの患者を逃がして欲しいんだ
自分たちの命に代えてもあの重油タンクは守ります！
我々を信じて欲しいッ！
言葉通り重油タンクは守られて
爆発することはなかったんだ

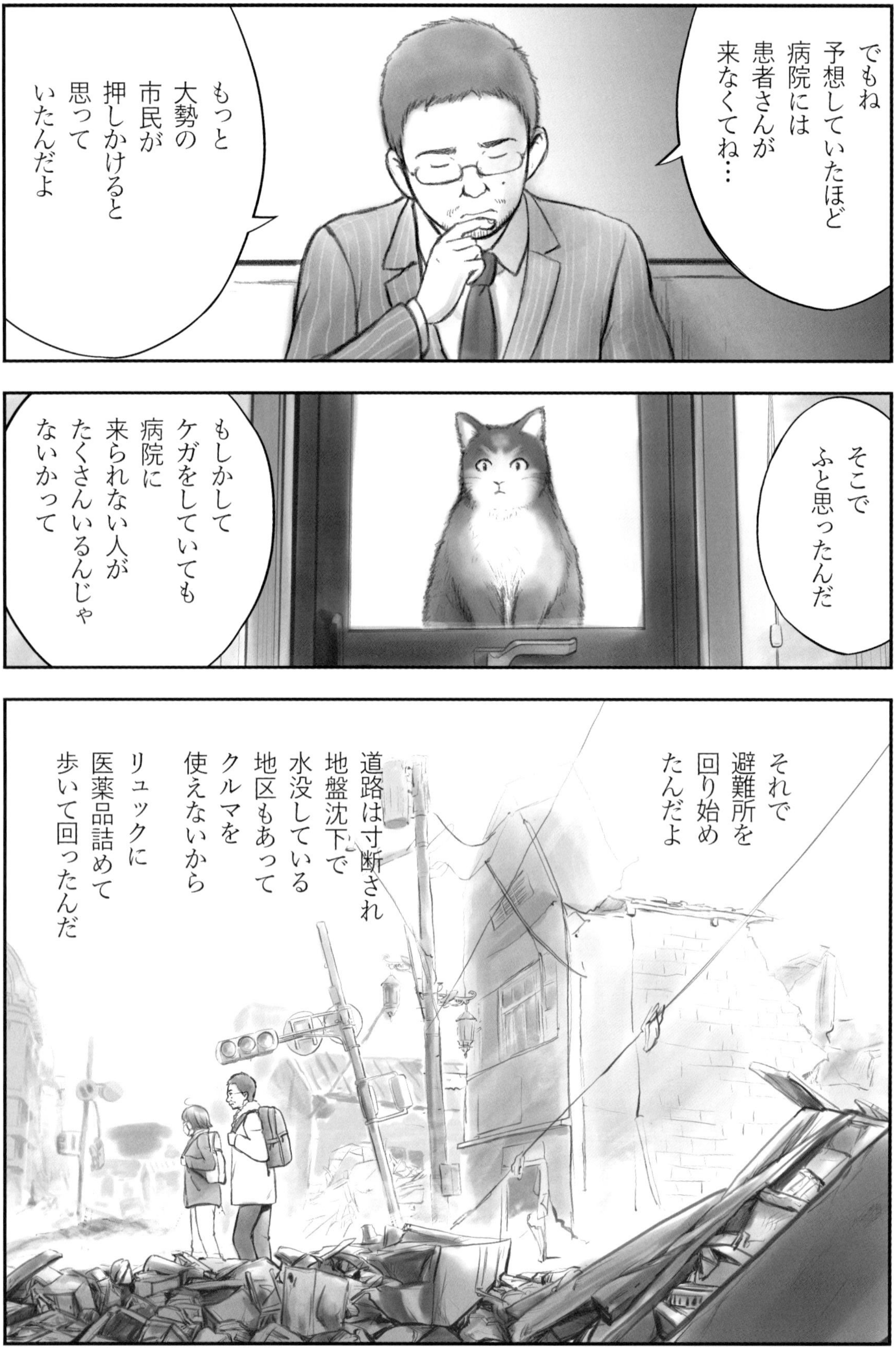
でもね予想していたほど病院には患者さんが来なくてね…
もっと大勢の市民が押しかけると思っていたんだよ
そこでふと思ったんだ
もしかしてケガをしていても病院に来られない人がたくさんいるんじゃないかって
それで避難所を回り始めたんだよ
道路は寸断され地盤沈下で水没している地区もあってクルマを使えないから
リュックに医薬品詰めて歩いて回ったんだ

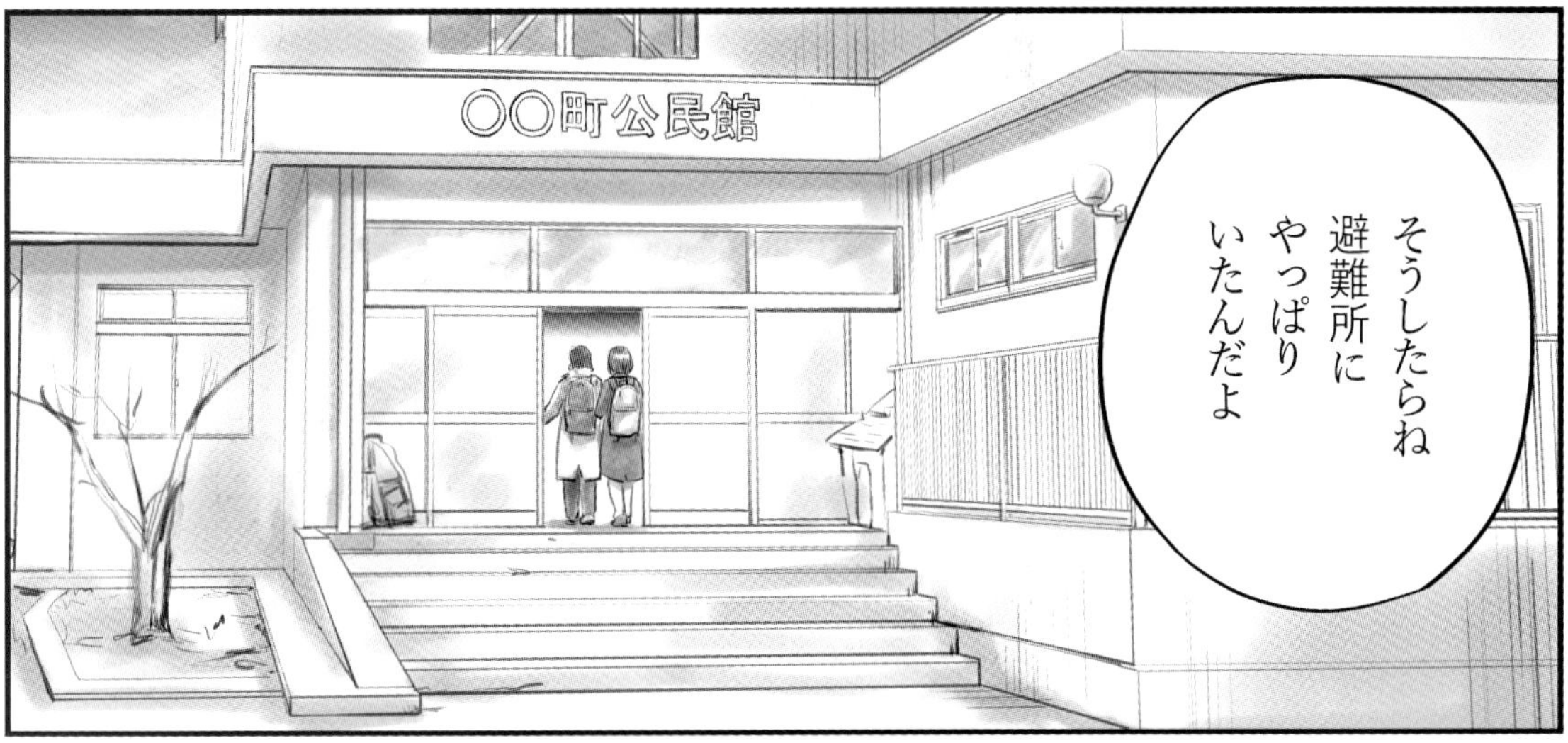
○○町公民館
そうしたらね
避難所に
やっぱり
いたんだよ

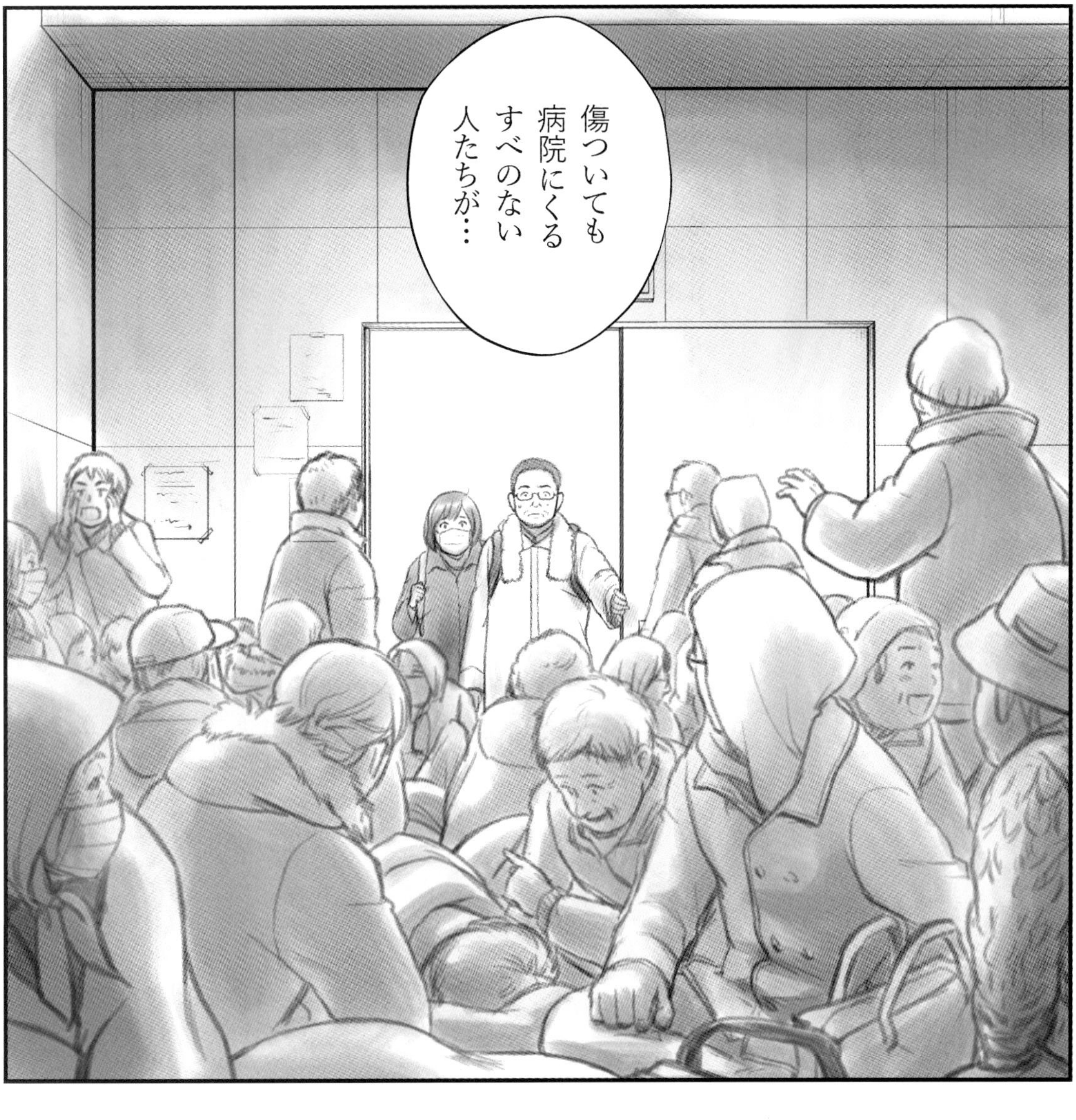
傷ついても
病院にくる
すべのない
人たちが…

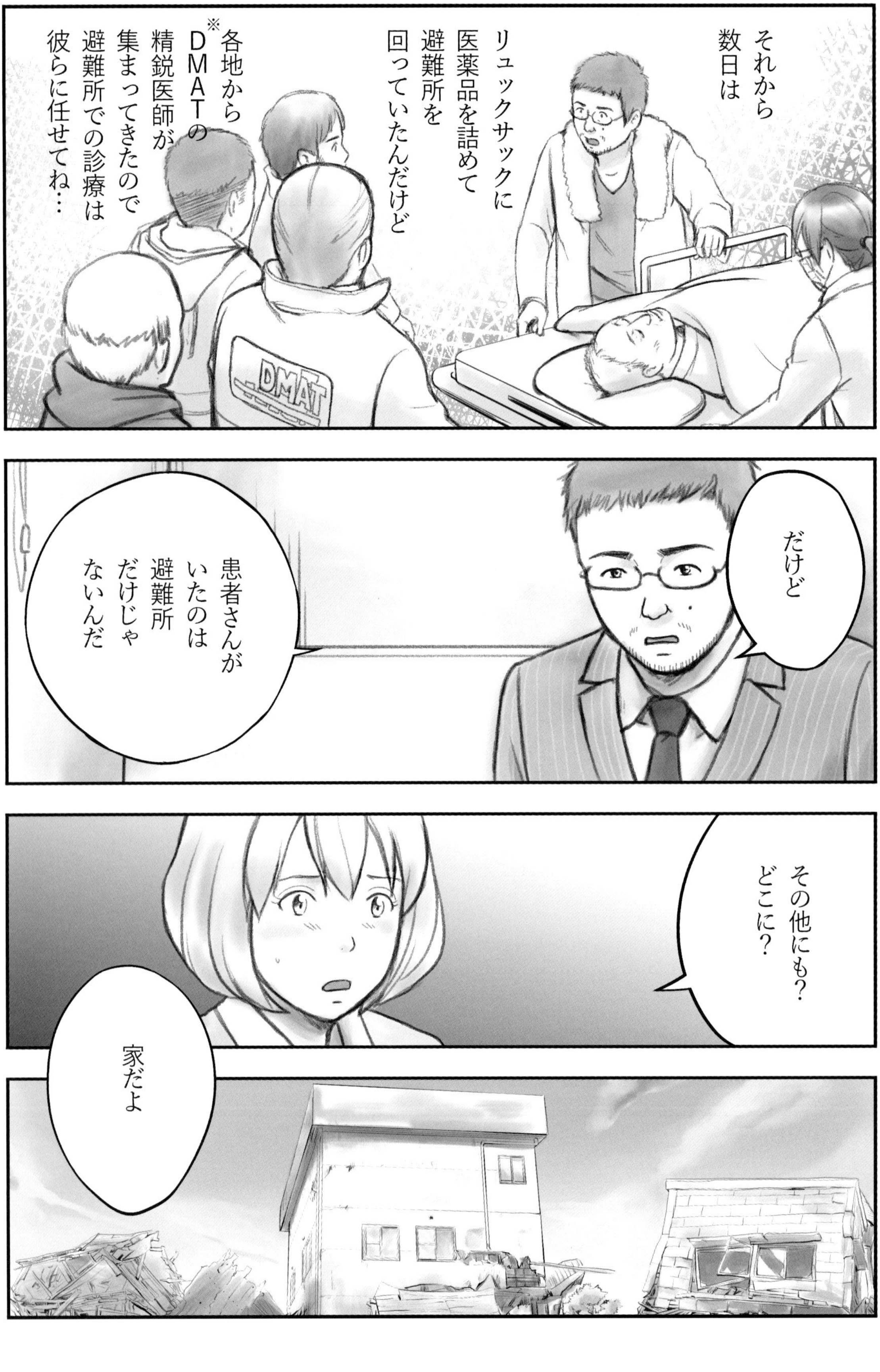
それから数日は
リュックサックに医薬品を詰めて避難所を回っていたんだけど
※各地からDMATの精鋭医師が集まってきたので避難所での診療は彼らに任せてね…
DMAT
だけど
患者さんがいたのは避難所だけじゃないんだ
その他にも？どこに？
家だよ

※DMAT…災害急性期に活動できる機動性を持ったトレーニングを受けた医療チーム

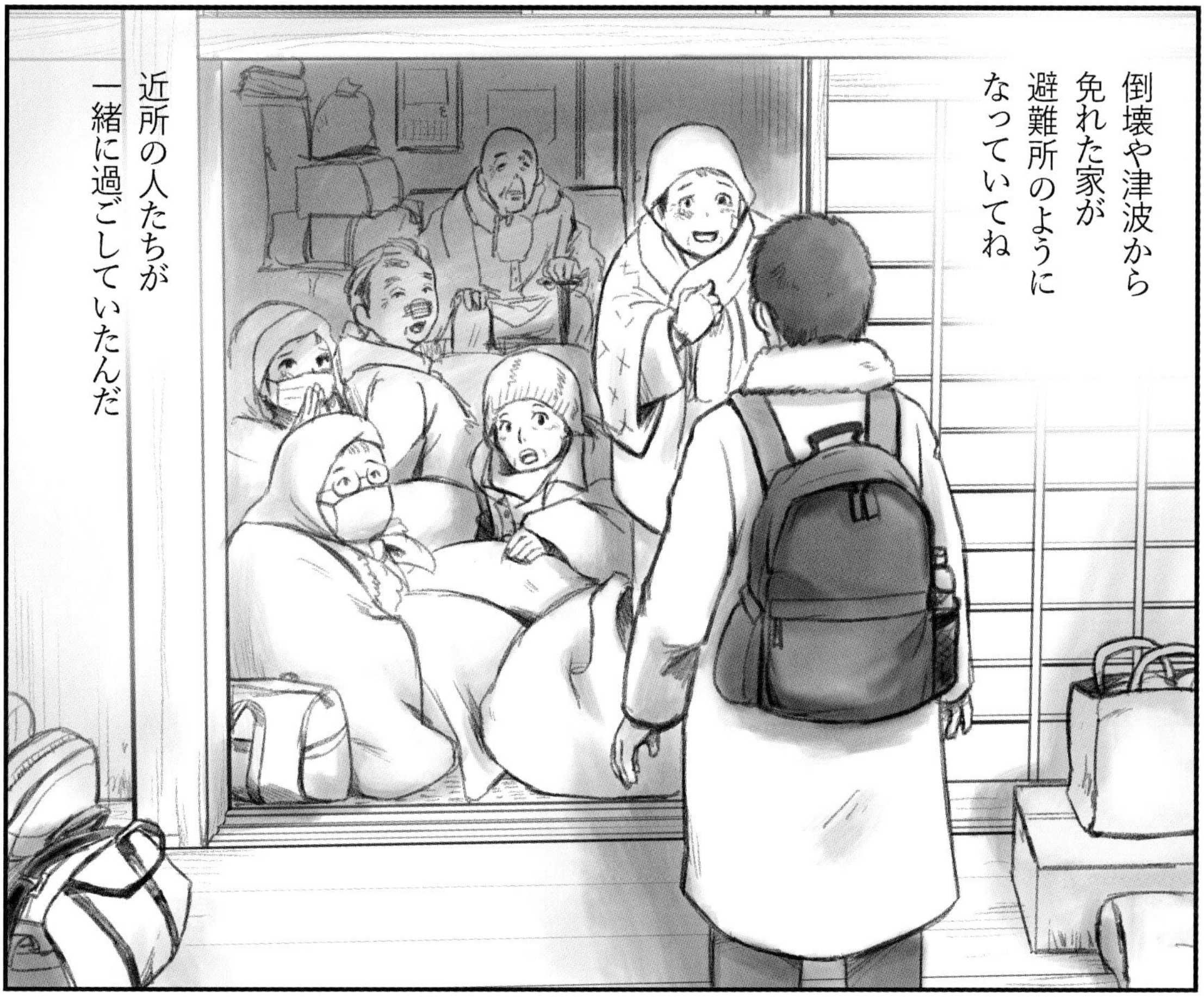
倒壊や津波から
免れた家が
避難所のように
なっていてね
近所の人たちが
一緒に過ごしていたんだ

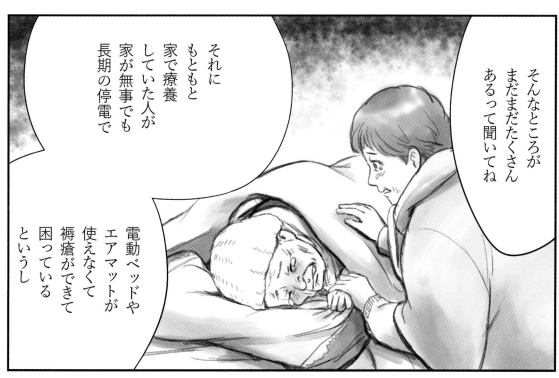

そんなところが
まだまだたくさん
あるって聞いてね
それに
もともと
家で療養
していた人が
家が無事でも
長期の停電で
電動ベッドや
エアマットが
使えなくて
褥瘡ができて
困っている
というし

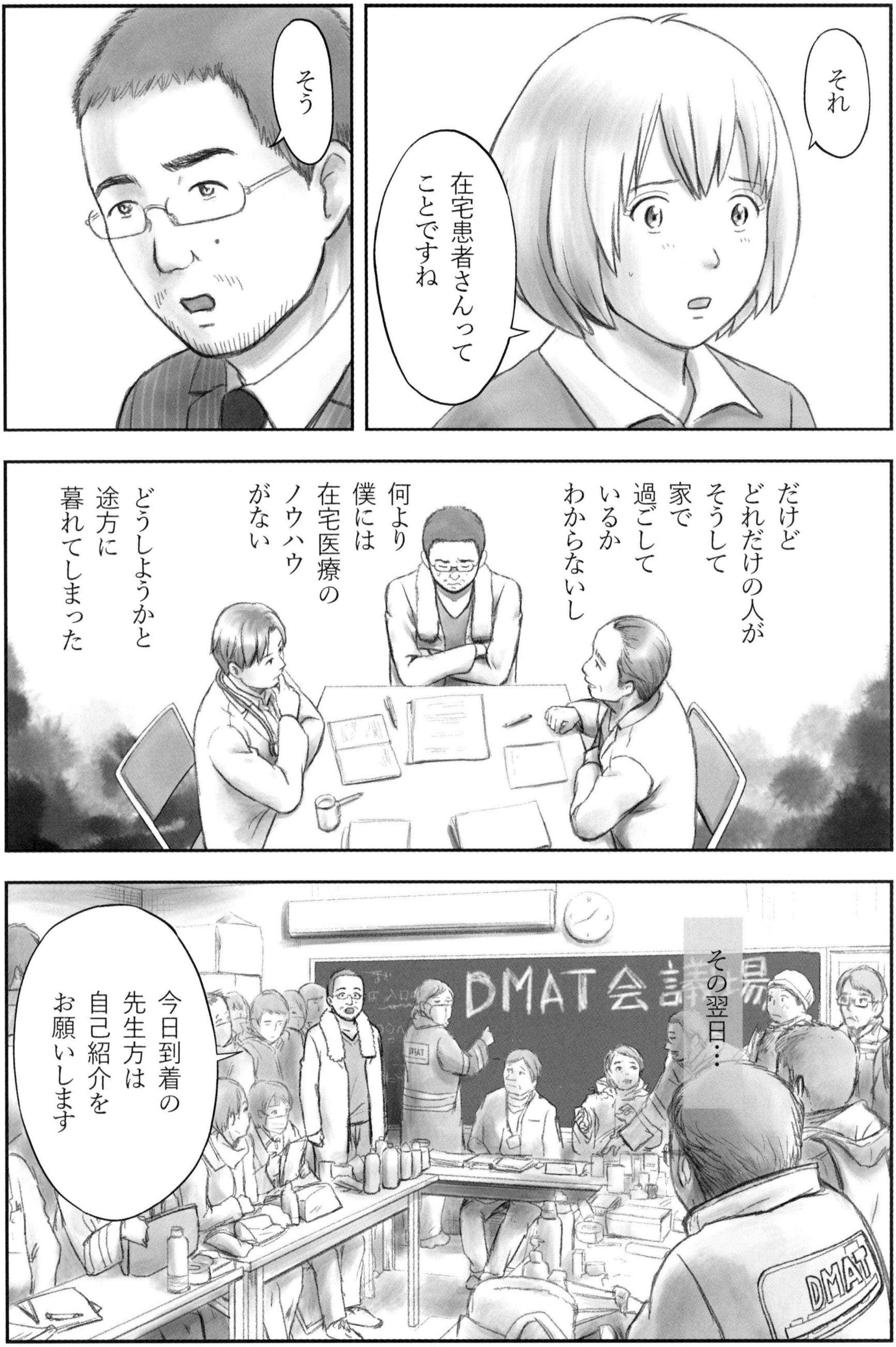
それ
在宅患者さんってことですね
そう
だけどどれだけの人がそうして家で過ごしているかわからないし
何より僕には在宅医療のノウハウがない
どうしようかと途方に暮れてしまった
その翌日…
DMAT会議場
今日到着の先生方は自己紹介をお願いします
DMAT

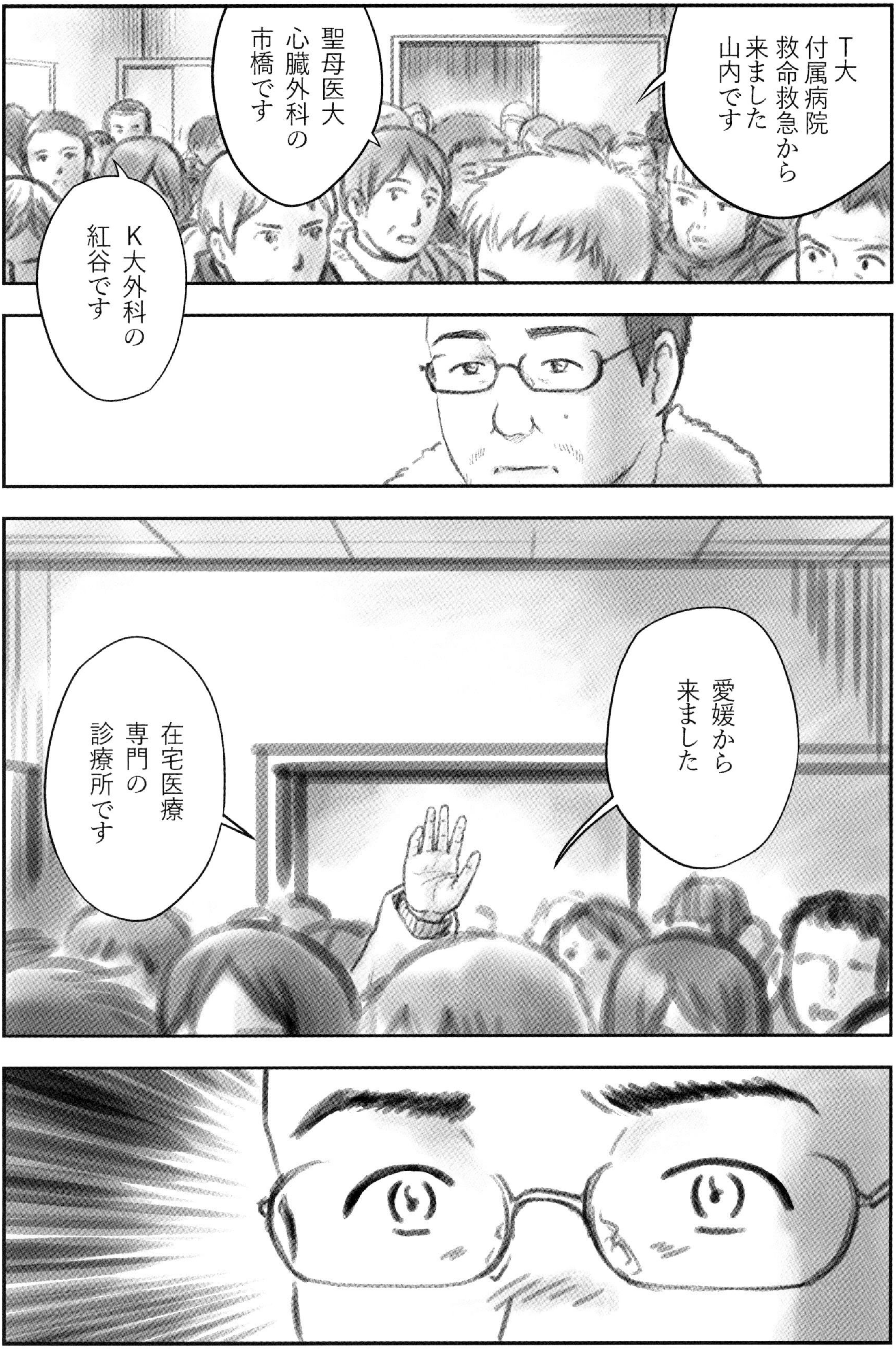
T大付属病院救命救急から来ました山内です
聖母医大心臓外科の市橋です
K大外科の紅谷です
愛媛から来ました
在宅医療専門の診療所です

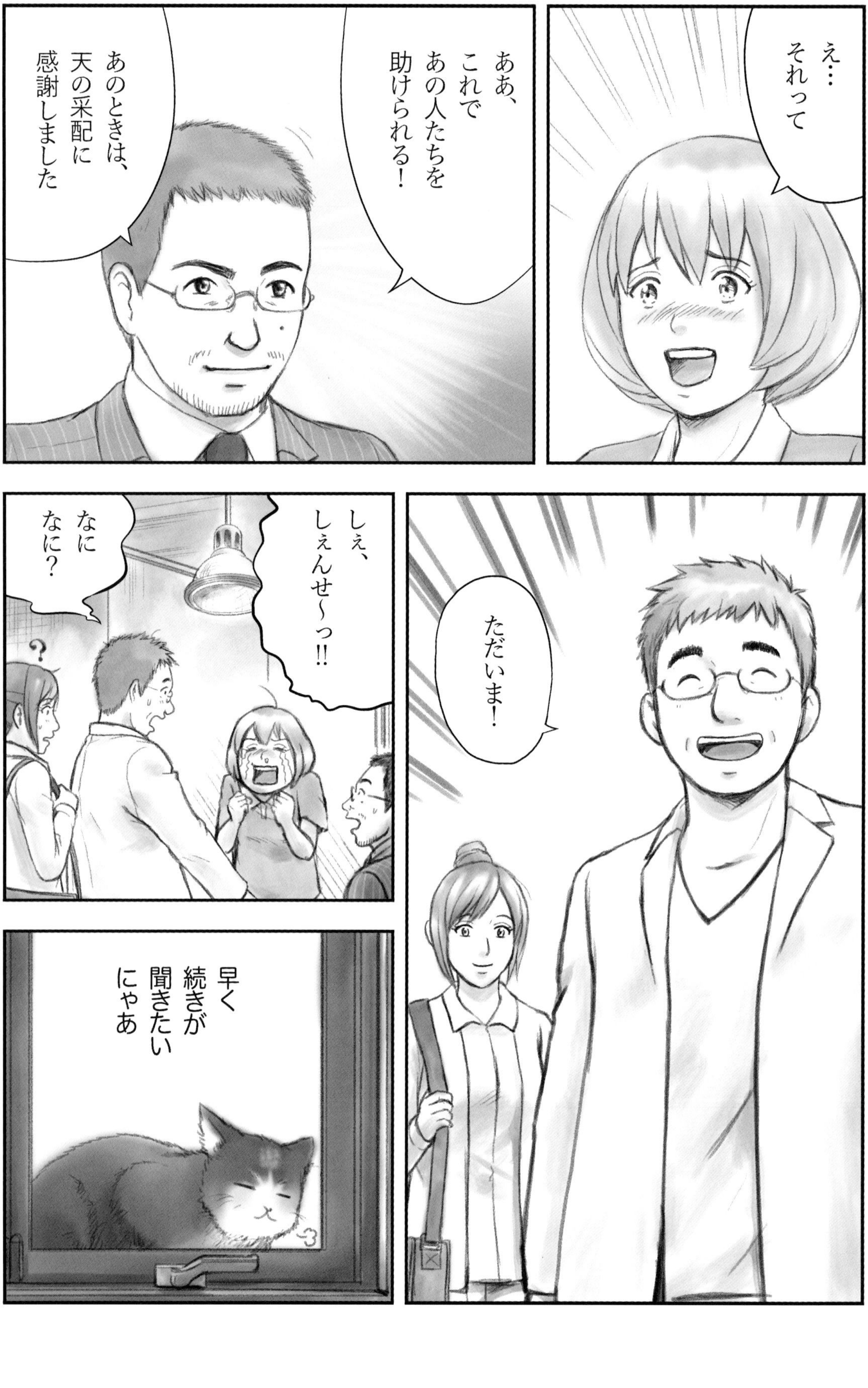
え…それって
ああ、これであの人たちを助けられる!
あのときは、天の采配に感謝しました
ただいま!
しぇ、しぇんせ〜っ!!
なになに?
早く続きが聞きたいにゃあ

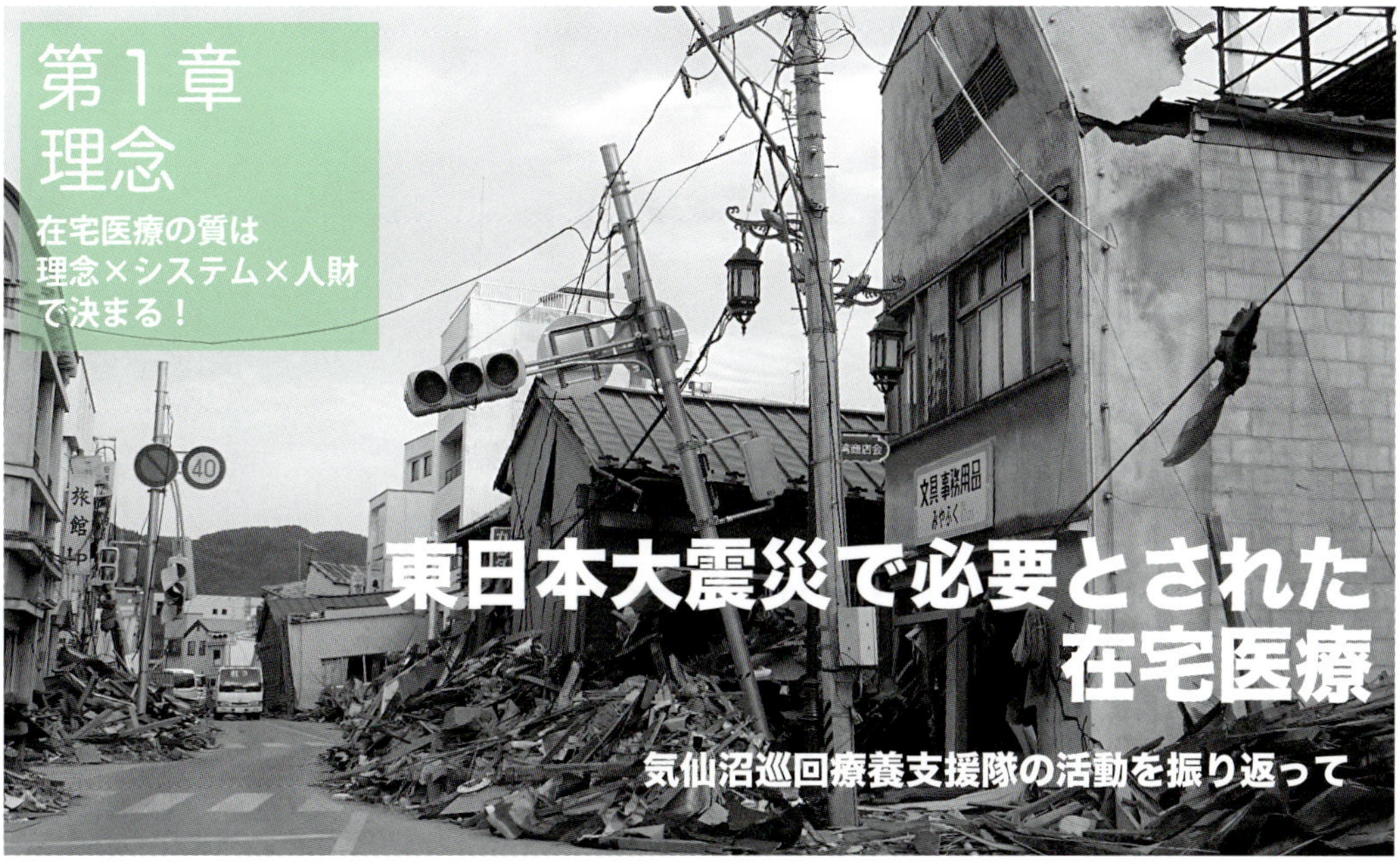

第１章 理念

在宅医療の質は理念×システム×人財で決まる！

東日本大震災で必要とされた在宅医療

気仙沼巡回療養支援隊の活動を振り返って

ＪＭＡＴの一員として気仙沼市へ

２０１１年３月11日。その日、私は大阪で開かれる日本在宅医学会大会に参加するため、大阪に向かっていました。私が東日本大震災を知ったのは、伊丹空港到着時。空港のテレビ画面に映る凄惨な津波被害と、いつもと変わらない大阪の街の風景との違和感が妙に印象に残っています。

日本在宅医学会大会事務局には、東京以北の講演者や先生から参加できないとの連絡が次々と入り、また被害が甚大だった東北方面の先生方には電話もメールも一切つながらない状況でした。そんな中、阪神淡路大震災の被災者でもあった大会長は開催を決断。参加者はそこで、「被災地支援に積極的に取り組もう」との意を強くしたのです。

当法人内でも大会に参加した職員たちを中心に被災地支援をしたいという熱意が高まり、「日本医師会災害医療チーム」（ＪＭＡＴ）の募集を受けたときには、あっという間に16名の志願者が集まりました。震災発生後、１週間目のことです。

派遣先は宮城県気仙沼市。ＪＭＡＴとして当法人から１チーム４人で４チーム出すことが認められ、医師と看護師の他、理学療法士や作業療法士、鍼灸マッサージ師でチームをつくりました。支援に行けない職員も準備に奔走し、快く留守を預かってくれました。「自分も何か役に立ちたい」法人内はそんな情熱に満ち、組織の結束が一段と高まっていました。

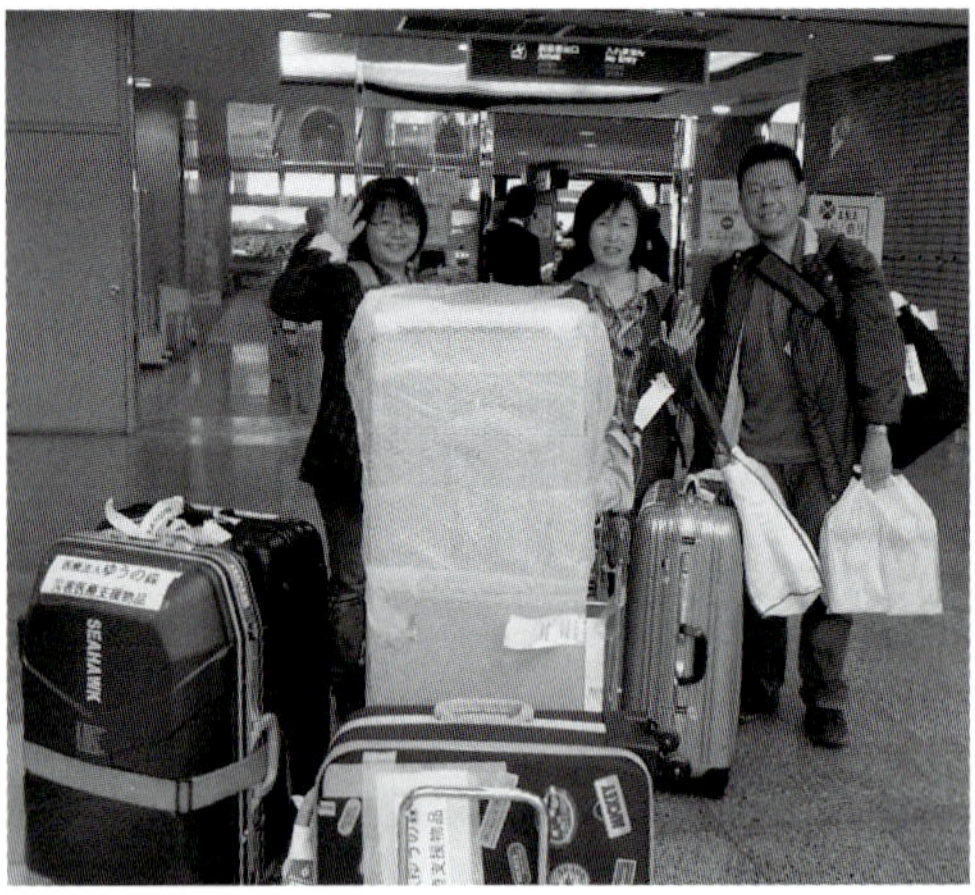

▲ゆうの森４班が任務を終えて松山空港に無事到着。帰ってきた職員も出迎える職員も安堵の表情

▼ゆうの森第１班が被災地へと出発する日の壮行会にて。無事にたどり着けるのか？そこで何ができるのか？それを思う緊張感で笑顔ももややひきつりがち

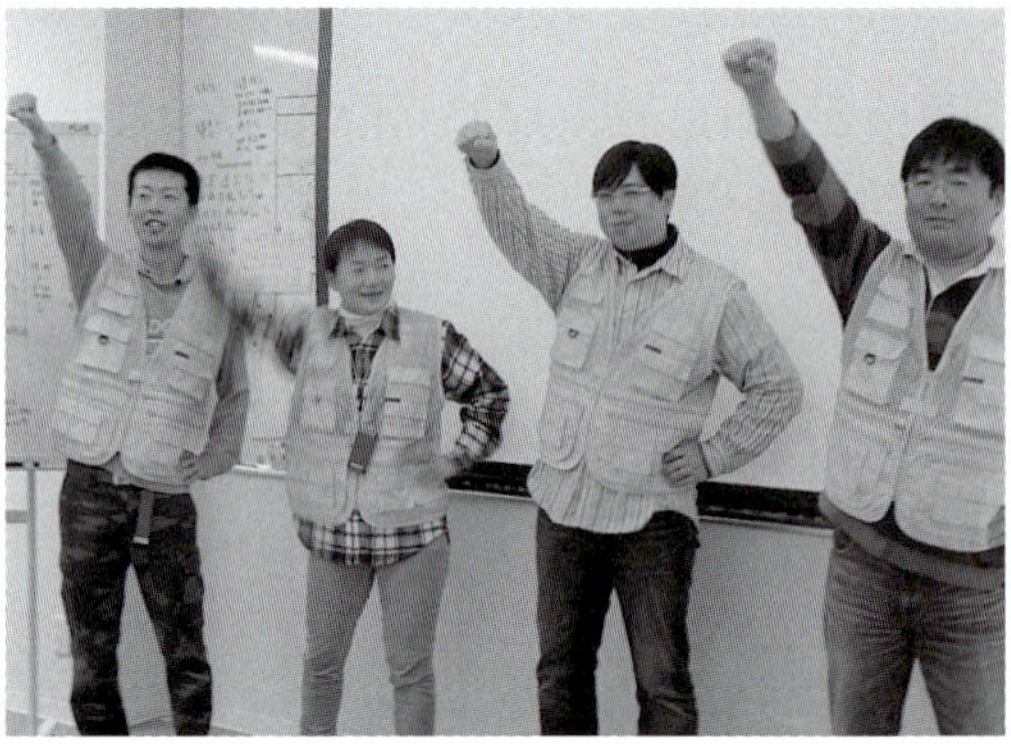

活動初日に気仙沼巡回療養支援隊を結成

気仙沼巡回療養支援隊（JRS）が結成されるまでの経緯は、まんが（第2章）でご紹介します。気仙沼市立病院は、気仙沼唯一の基幹病院であり、震災直後から気仙沼の災害医療の中心的な役割を果たしていました。まんがのモデルとなったY医師との出会いは、まさに運命としかいいようがありません。

気仙沼巡回療養支援隊には、当初2つのチームがありました。1つは、行政と協力しながらY医師が中心となって活動を開始した「巡回健康相談チーム」で、各地域を巡回し、介護や医療が必要な人の情報を収集しました。そして、もう一つが訪問診療や看護を行う「訪問診療チーム」で私が主管する形で活動を開始。

気仙沼市の全面的なバックアップの元で創設されたJRSは、これまでの津波による被害を直接受けた被災者を対象とする医療救護ではなく、直接的な被害を受けなかった人を対象とした医療支援であったことでも画期的でした。

このプロジェクトの使命はあくまで「被災から復旧するまでの一時的なサポート」。独自の事業を展開するのではなく、行政や市内の医療・福祉サービスが復旧するまで、それらと連携しながら、必要な支援を考えていこうとする活動でした。

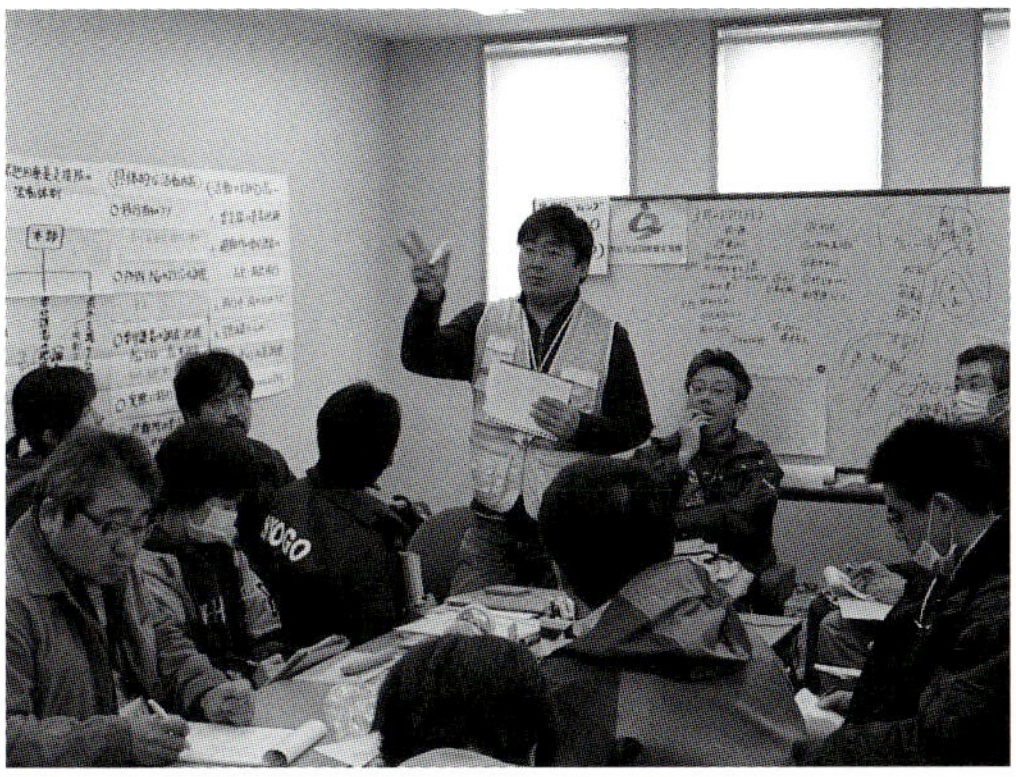

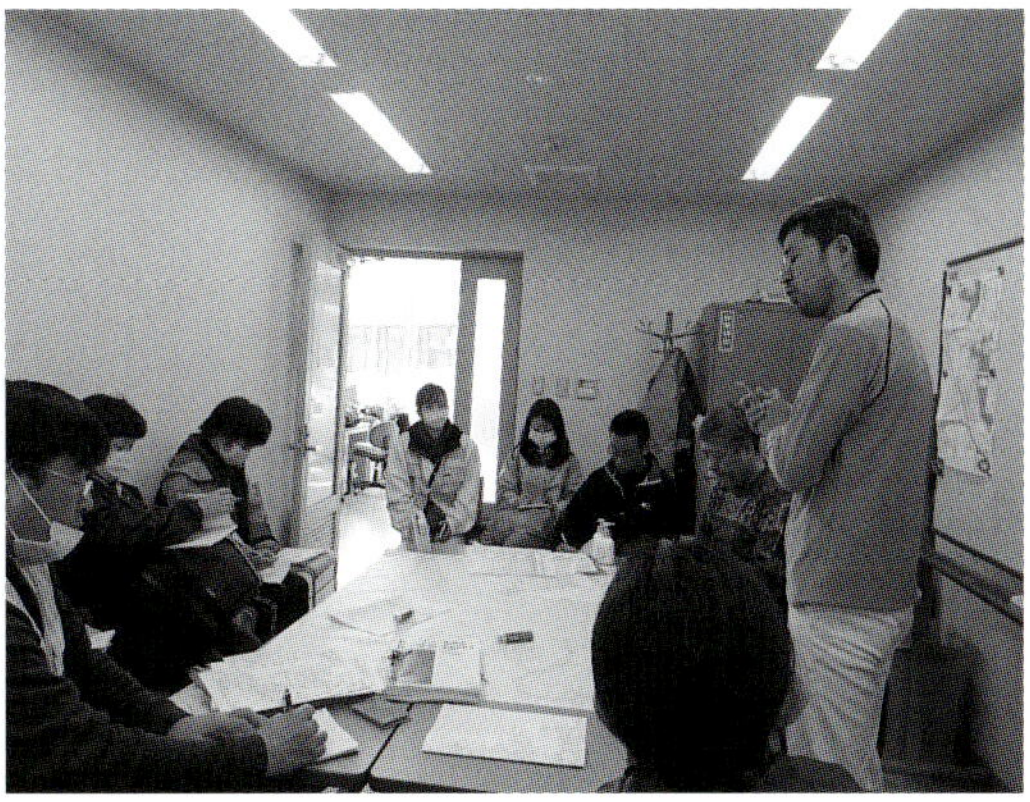

▲▶JRS発足当時のミーティングの様子。ミーティングは朝と夕方の２回行われ、活動報告と情報交換、そして自分たちの活動方針を確認する場となった

被災地で必要とされた在宅医療。

2チームが連携して在宅医療ニーズに応える

未曾有の大災害で行政も多忙を極め、3月下旬になっても自宅避難者の調査を始められませんでした。地域で暮らす高齢者や障がい者といった支援が必要な人の情報を持っている市の保健師は、まんが（第2章）でも描いた通り、各地の避難所で活動し、身動きが取れない状態だったからです。

誰がどこで生活し、どんな医療ニーズがあるのかは、全戸調査を行って拾い出す他に方法がありません。家屋があっても、家人全員が避難している空き家もあれば、周辺住民と一緒に複数世帯で避難生活を送っている家もありました。

巡回健康相談チームは、文字通り一軒一軒訪ね歩き、情報を集めたのです。その中に医療を必要とする人がいても、道路や鉄道は寸断され、ガソリンも入手困難な状況では通院もできません。そこで、訪問診療チームが診療に赴きました。発足して2週間で80人の要介護者をピックアップ、中でも継続的なフォローが必要な重度の寝たきり患者50人に対し、訪問診療や看護を実施しました。

訪問診療チームは、地元の医療関係者と全国の医療支援ボランティアで成り立ったチームです。

日本プライマリ・ケア学会は気仙沼を災害医療支援の重点地域として人材を派遣し、あるNPO法人の看護師たちは無期限で参加、また全国の在宅医療を行う医師たちも大勢、支援に駆けつけてくれました。

大震災における犠牲者の死因割合

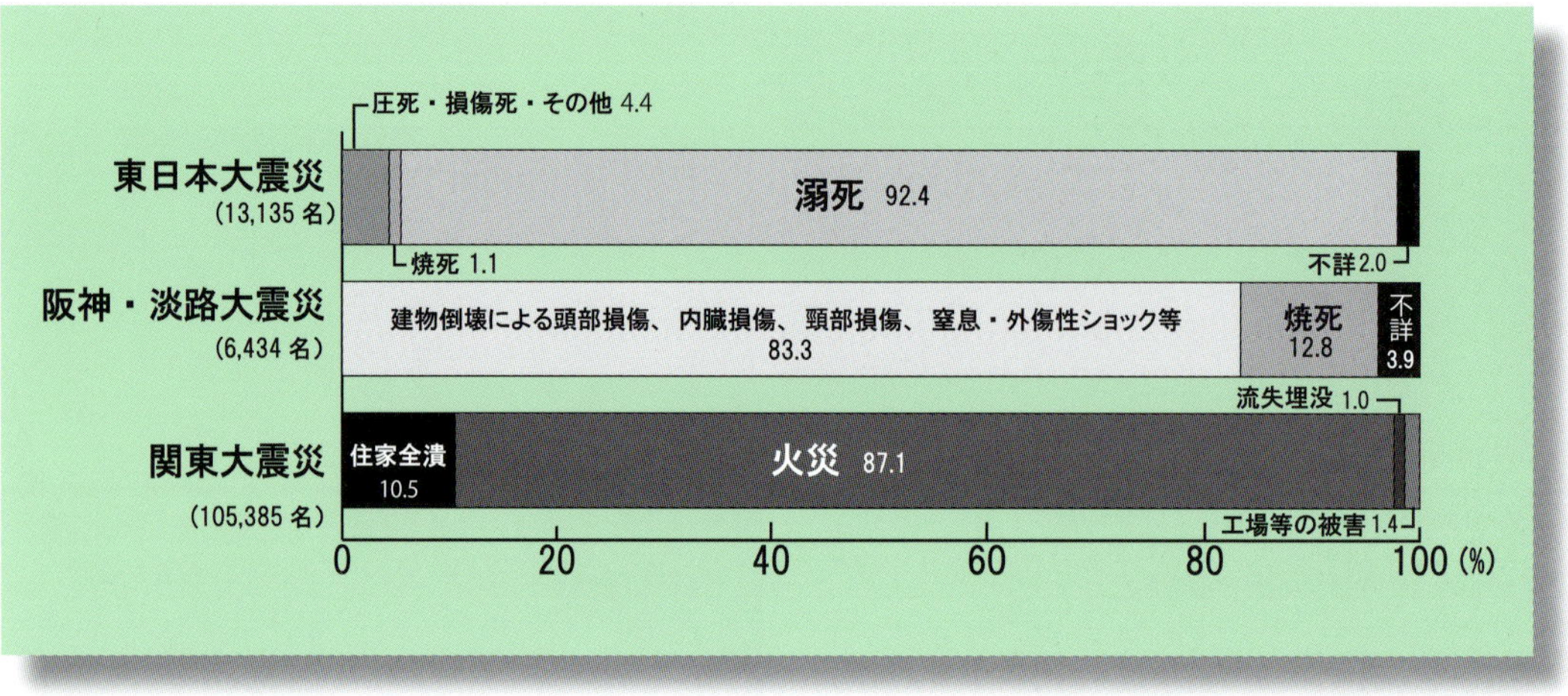

平成22年度　国土交通白書より

今回の震災では少なかった救急患者

東日本大震災は、阪神淡路大震災などの過去の災害とは決定的な違いがありました。それは、膨大な死者・行方不明者に引き換え、負傷者が非常に少なかったこと。死者の９割以上が津波での溺死で、一刻を争う救急処置の必要な患者は実に少なかったのです。

震災直後こそ、津波の被害を直に受けた低体温症や骨折の患者もいましたが、その後にやってきた患者は死者か軽傷者か…。つまり、救急処置を受けられた患者は、程度の差はあるものの、ほとんどが元気な人だったのです。

その理由は、先ほども述べたように津波の被害を直接受けた人の大多数が溺死で、津波で重傷を負いながらも命からがら逃げ切ったという人は稀でした。

また、津波により道路が寸断されて病院に行けなかったり、電話もつながらないために救急車を呼ぶこともできませんでした。

さらには、気仙沼市の地形が孤立した被災者を生みました。気仙沼市は山が多く、場所によっては、海のすぐそばに急峻な崖があり、周囲の平地が津波で破壊されていても、隣接する高台には町並みが残っていました。無傷の町と瓦礫と化した町が混在し、高台の自宅で難を逃れた人々への救援は遅れ、取り残されて孤立していたのです。

そのため、救急医療に代わり初期の段階から必要とされたのは、「慢性期医療」や「地域医療」でした。

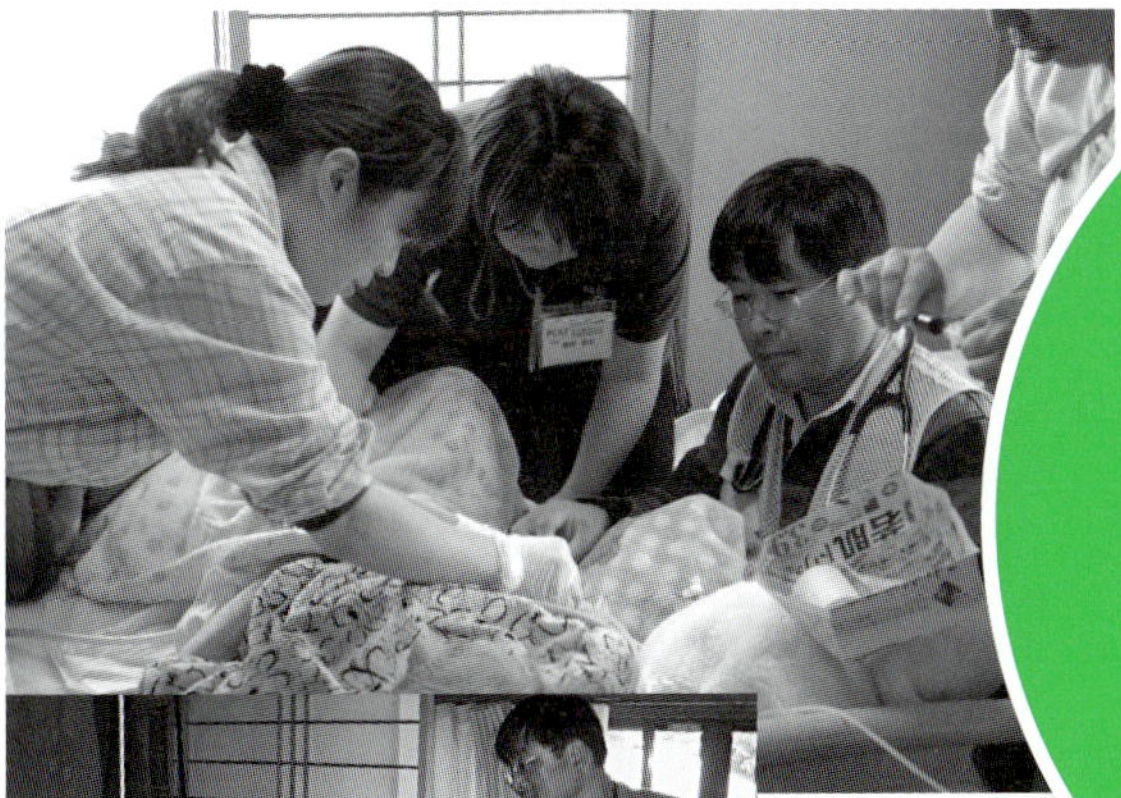

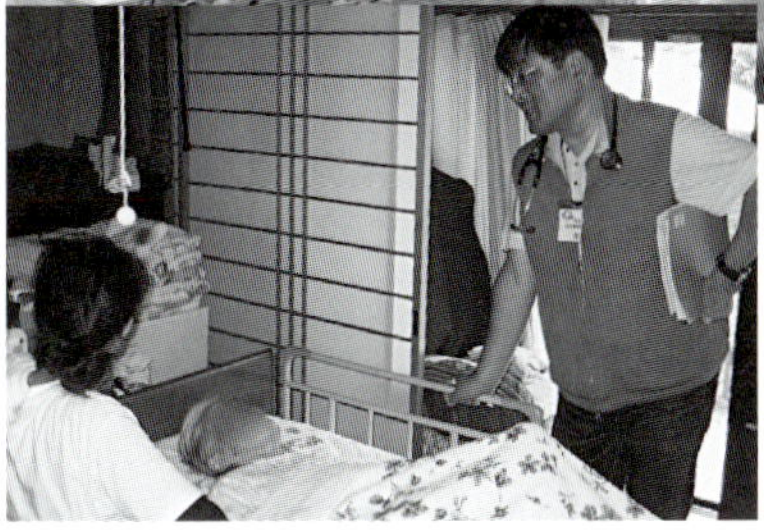

◀▲JRSでの訪問診療の様子。家屋は無事でも長引く停電や断水で、在宅療養者の多くが困窮していた

JRSの特長

1 在宅での支援が必要な人のピックアップとフォロー

2 市全体を巻き込んだ多職種のネットワークと連携

3 在宅医療の地域の受け皿作りと基盤整備

在宅療養者が、災害弱者になっていた。

医療活動のメインは「褥瘡治療」

介護保険法の施行以降、自宅で療養する要介護者がそれまでとは比べものにならないほど増えましたが、今回の災害では、その在宅療養者が災害弱者となり、医療支援の対象となりました。

大きな災害が起こると在宅療養を支える介護サービスは一時機能停止に陥り、訪問に来てくれるはずの看護師やヘルパーが来ないといった事態が起こります。そのような状況下で、気仙沼の在宅療養者は、避難所にも病院にも行けずに孤立し、家に残っている薬や医療材料で命をつないでいたのです。

訪問診療チームの患者の多くは、「褥瘡患者」でした。津波の直接的な被害を受けずに家屋が無事であったとしても、長期に及ぶ停電でエアマットも介護用ベッドも使い物にならず、重度の褥瘡ができてしまったのです。私たちは「褥瘡治療マニュアル」を作成して一貫した医療を提供することにしました。そして、このプロジェクトの一員として支援の中心となった私は、派遣期間を当初の予定より大幅に延長することにしたのです。

ＪＲＳ発足時の活動目標は、①自宅にいる要介護者のピックアップ　②褥瘡患者を主体とする在宅患者の訪問診療と看護　③避難所支援ボランティアの看護職、介護職のコーディネート　でしたが、地域のさまざまな機能が復旧してくるにつれて、私たちの活動目標も変化していきました。

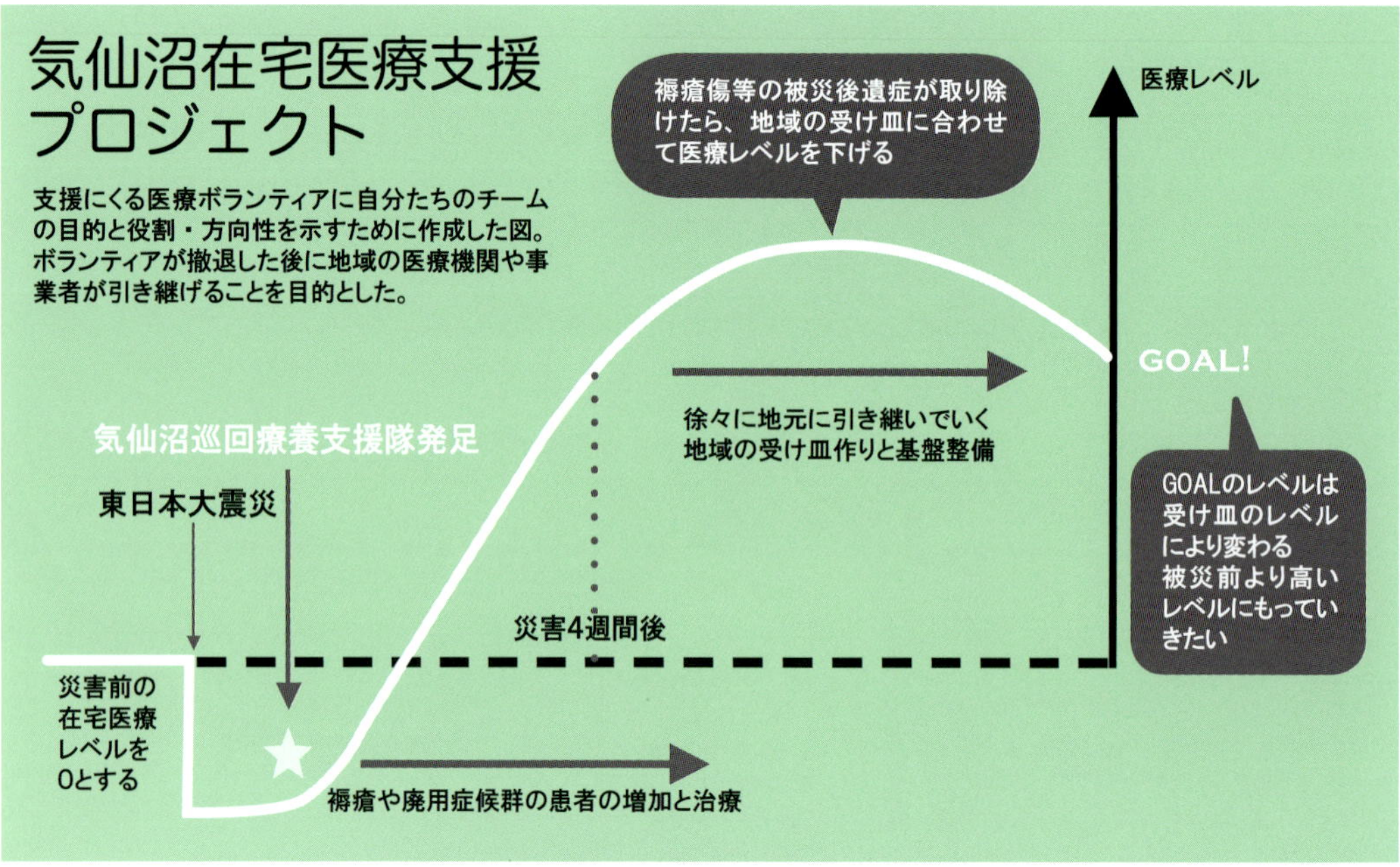

在宅医療の種を蒔き、根付かせた災害支援。

「地元に引き継ぐこと」を支援の最終目標に

訪問診療に伺うと、実際にはさまざまなニーズがあり、それまで潜在的にあった在宅医療ニーズが爆発的に顕在化しました。

活動を開始して約1カ月の4月末時点で、累積患者数は167人、訪問回数は延べ587回。5月下旬までは、ほぼ毎日、多い時は10名以上の新規患者がいたのです。このまま患者が増えていった先に何があるのか？　このプロジェクトの目的は、「地元医療機関が復旧するまでのつなぎ」です。無料の医療をいつまでも継続すると、復興しようと努力する地元事業者を潰すことになりかねません。

そこで、褥瘡が治癒するであろう期間として6カ月を活動期限と定め、活動目的も①被災後に発生した褥瘡の治療　②地元の医療・看護体制の補完　③入院患者の退院支援　④地域連携のコーディネート　⑤在宅医療の基盤づくり　としました。

また、当初から地元に引き継ぐことを前提に、JRSの本部長には、震災前から在宅医療に力を入れ、自ら被災されてもなお、避難所で医療支援を行っていた開業医にお願いし、JRS解散時には、最後に残った患者を託しました。

在宅医療が普及していなかった気仙沼市に多職種連携のネットワークを構築し、在宅医療という選択肢を住民に意識させたJRSの活動は、その後の気仙沼市の在宅医療・介護の発展に貢献できたのではと考えています。

逆説的ですが、
在宅医療や訪問看護師、
ケアマネジャーや訪問ヘルパーといった
在宅療養を支える側の
熱意やスキルが高まれば、
その地域の在宅医療や介護のニーズが
高まっていくと、
私は経験的に感じています。

第1章 システム

在宅医療の質は
理念×システム×人財
で決まる！

地域のレベルが上がればニーズも上がる

成功しないと言われたたんぽぽクリニック

私が愛媛県松山市で、外来をしない在宅医療専門クリニックを立ち上げたとき、周囲からは「先生、在宅医療なんて成り立たないからやめときなさい」と言われたものです。

その頃の松山市は、人工呼吸器をつけた人が退院して家で療養を続けたり、マーゲンチューブやIVHをつけたまま家で家族と暮らしたり、さらには高度な疼痛コントロールが必要な末期のがん患者が自宅に帰るなどということは「考えられない」地域でした。ほんの14年前のことなのです。

しかし、たんぽぽクリニックは在宅医療専門なので、外来の診療時間に縛られることなく、日中でも患者さんに必要とされるときに必要なだけ訪問をすることができました。ですから、医療処置の必要な重症の患者さんでも診られたのです。

一人一人の患者さんを丁寧に診ていくことで、病院側の意識も徐々に変わってきました。人工呼吸器やIVH、疼痛コントロールの必要な末期がんの方が退院して、家で安心して穏やかに過ごせることがわかると患者さんに「退院して、家で過ごしますか？」と病院も提案するようになったのです。そうなると、在宅患者さんがどんどん増えていき、3年もしたら「在宅医療専門なんて成り立たない」という常識を覆していました。14年前は松山市に1軒しかなかった在宅医療専門クリニックも、今や複数あり、患者さんが選べるほどに充実しています。

ニーズがない地で ニーズを生み出すには

　同じようなことが、災害時医療支援を行った気仙沼市でもありました。

　気仙沼市では中核病院である気仙沼市立病院で住民の65％もの人が亡くなっているという病院依存率の高い地域で、「気仙沼の住民は経済的に余裕もないし、過疎化が進んで介護力もないから在宅医療は普及しない」と市立病院の医師も思っていたようです。

　通院しながら自宅で療養されていた方々が被災して通院困難となったため、巡回型の在宅療養支援を始めたのですが、患者さん・ご家族からは「先生が家まで来てくれるんですか？ありがたい！」と涙を流して感謝されることがしばしばありました。

まずは、潜在している ニーズを掘り起こすことから始まる。

　市立病院の医師の予想に反して、在宅患者はあっという間に300名にもなりました。多職種間での連携も震災をきっかけに始まり、今では在宅医療がしっかりと根付いています。

　松山であれ、気仙沼であれ、もともと地域に在宅医療の潜在的なニーズはあったのです。しかし、住民側には「在宅医療を受ける」という概念がないわけですから、「退院して在宅医療を受けながら、家で過ごしたい」と考えることや口にすることもできなかったのでしょう。ただ、一旦「できる」とわかると潜在的なニーズが顕在化し、一気に患者が増えたのです。

医師が変わらないと 何も変わらないのか？

　講演やグループワークでは「どうすれば、この地域で在宅医療が普及発展すると思いますか？」という質問を参加者にしています。

　すると、どの地域でも「まずは医者が変わらないと何も変わらない」との答えが返ってくるのです。そこで私は、「医者が変わるのを待っていたら、何年経っても変わりませんよ」と話を続けます。

　地域に在宅医療に熱心に取り組んでくれる医師がいないのならば、まずはケアマネジャーや訪問看護師、ヘルパーなど、やる気のある人たちが連携し、勉強会や講演会を開くなどして、地域の行政や住民の意識を向上させることから始めてください。人工呼吸器をつけて退院しても家で過ごせる、自宅でも疼痛コントロールが十分できる、家で最期を迎えられるということを住民が知ると、必ずそれを望む方が出てきます。その方を多職種で応援して医療機関に掛け合ってみてください。在宅医療を望む人が増えれば、必ずそれに応えようとする熱意ある医師が出てくるはずです。

　治らない病気や障がいがあっても、家で家族と暮らす、自分らしく生きることがあたりまえになれば、地域の人々の人生は豊かなものになるでしょう。それは「在宅医療をこの地に普及させたい」という一人の想いから始まるのです。

第2章

求められる在宅医療とは

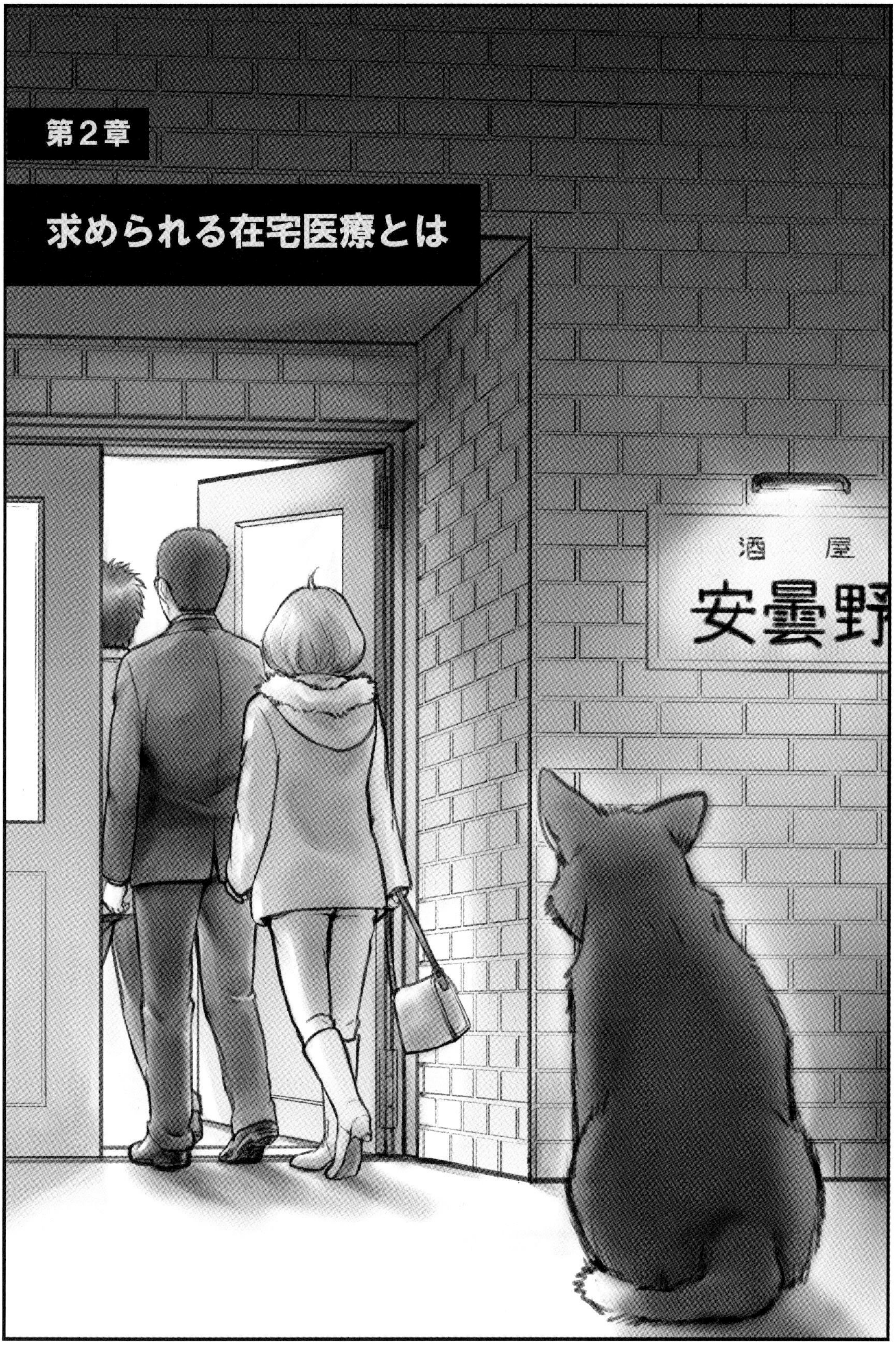

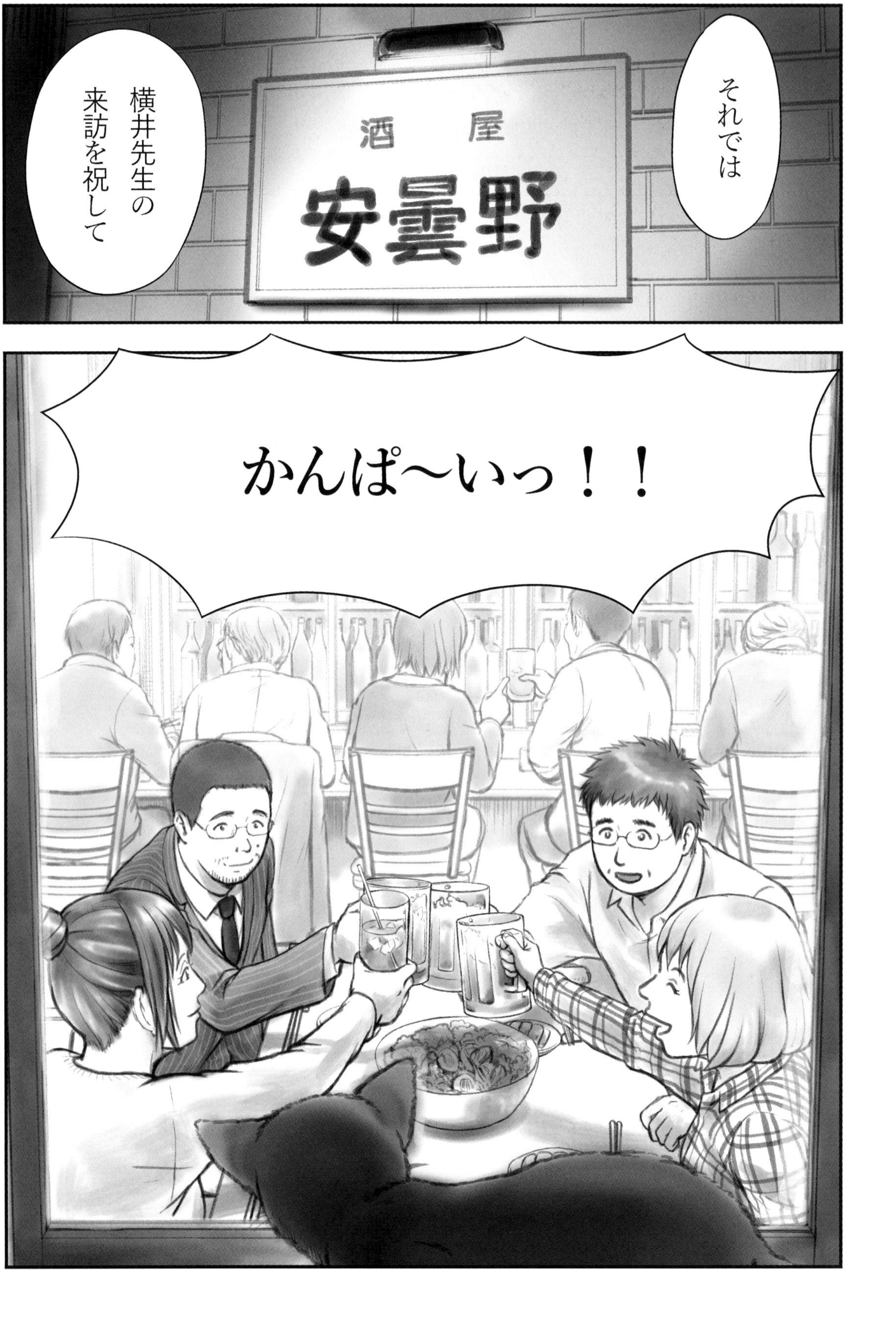
それでは
酒屋
安曇野
横井先生の来訪を祝して
かんぱ〜いっ！！

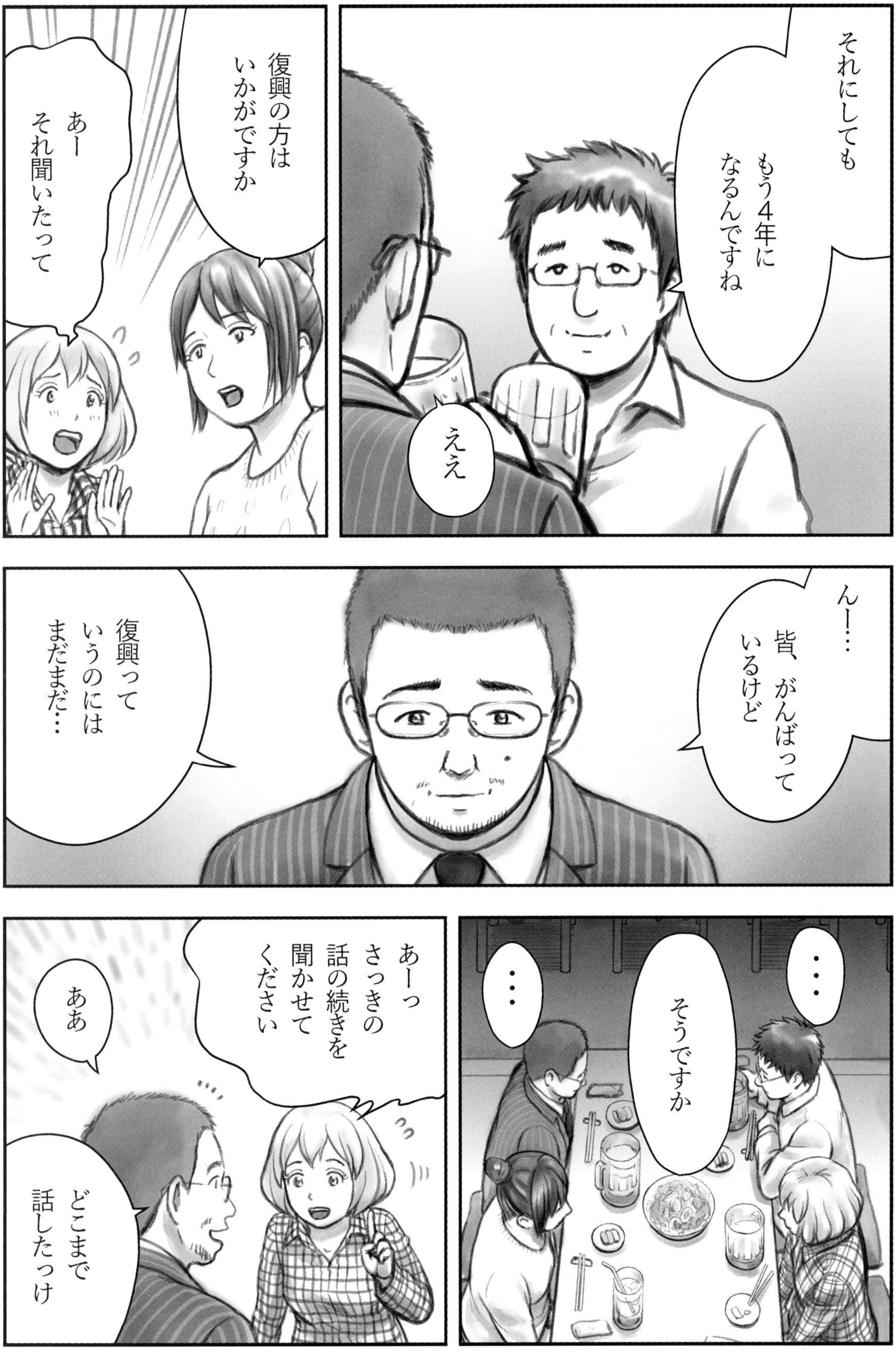
それにしても もう4年になるんですね
ええ
復興の方はいかがですか
あー それ聞いたって
ん−…
皆、がんばっているけど
復興っていうのにはまだまだ…
…
そうですか
…
あーっ さっきの話の続きを聞かせてください
ああ
どこまで話したっけ

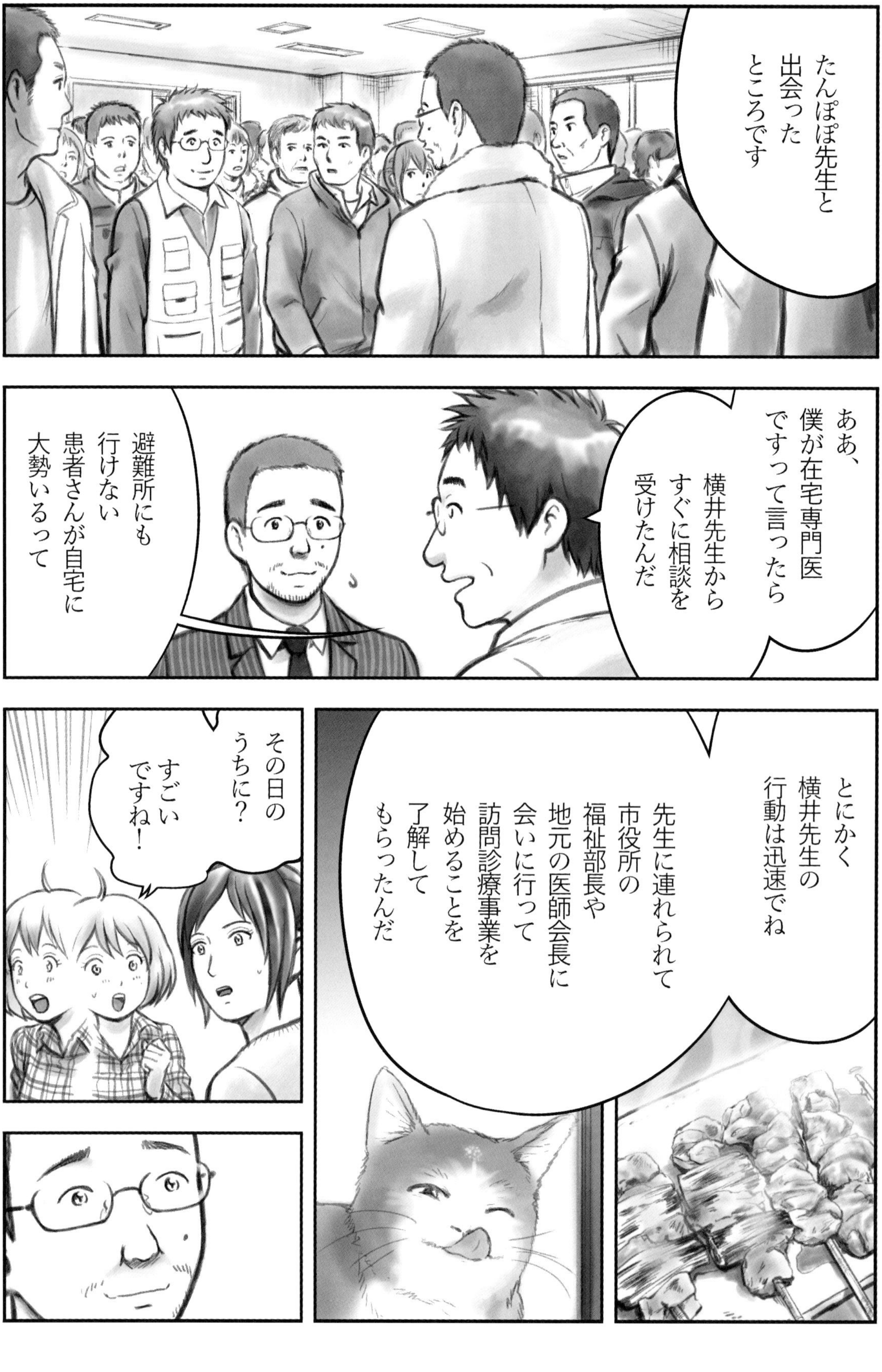
たんぽぽ先生と出会ったところです
ああ、僕が在宅専門医ですって言ったら横井先生からすぐに相談を受けたんだ
避難所にも行けない患者さんが自宅に大勢いるって
とにかく横井先生の行動は迅速でね
先生に連れられて市役所の福祉部長や地元の医師会長に会いに行って訪問診療事業を始めることを了解してもらったんだ
その日のうちに？
すごいですね！

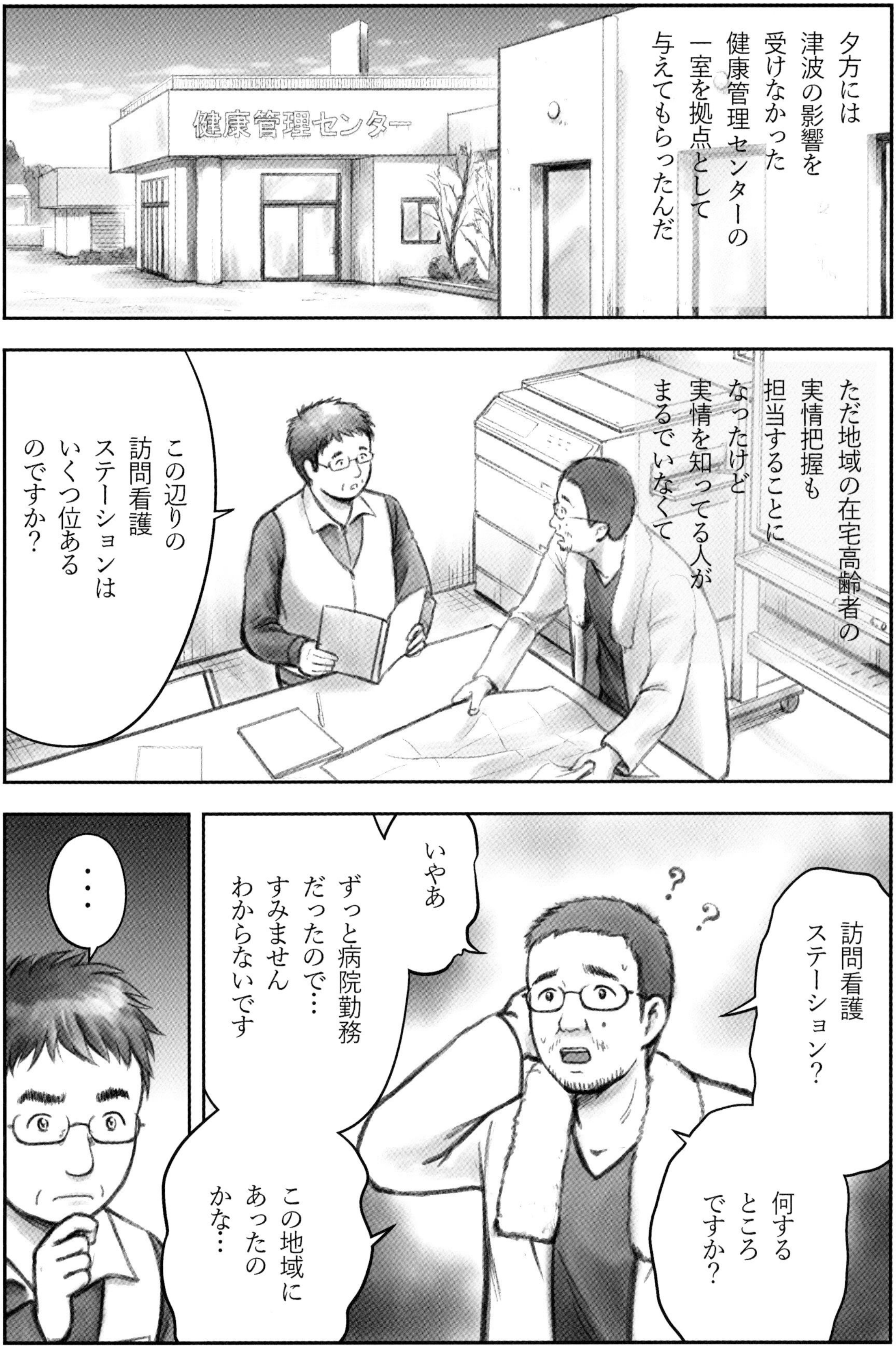

夕方には津波の影響を受けなかった健康管理センターの一室を拠点として与えてもらったんだ
健康管理センター
ただ地域の在宅高齢者の実情把握も担当することになったけど実情を知ってる人がまるでいなくて
この辺りの訪問看護ステーションはいくつ位あるのですか？
訪問看護ステーション？
何するところですか？
いやあ ずっと病院勤務だったので…すみません わからないです
この地域にあったのかな…
・・・

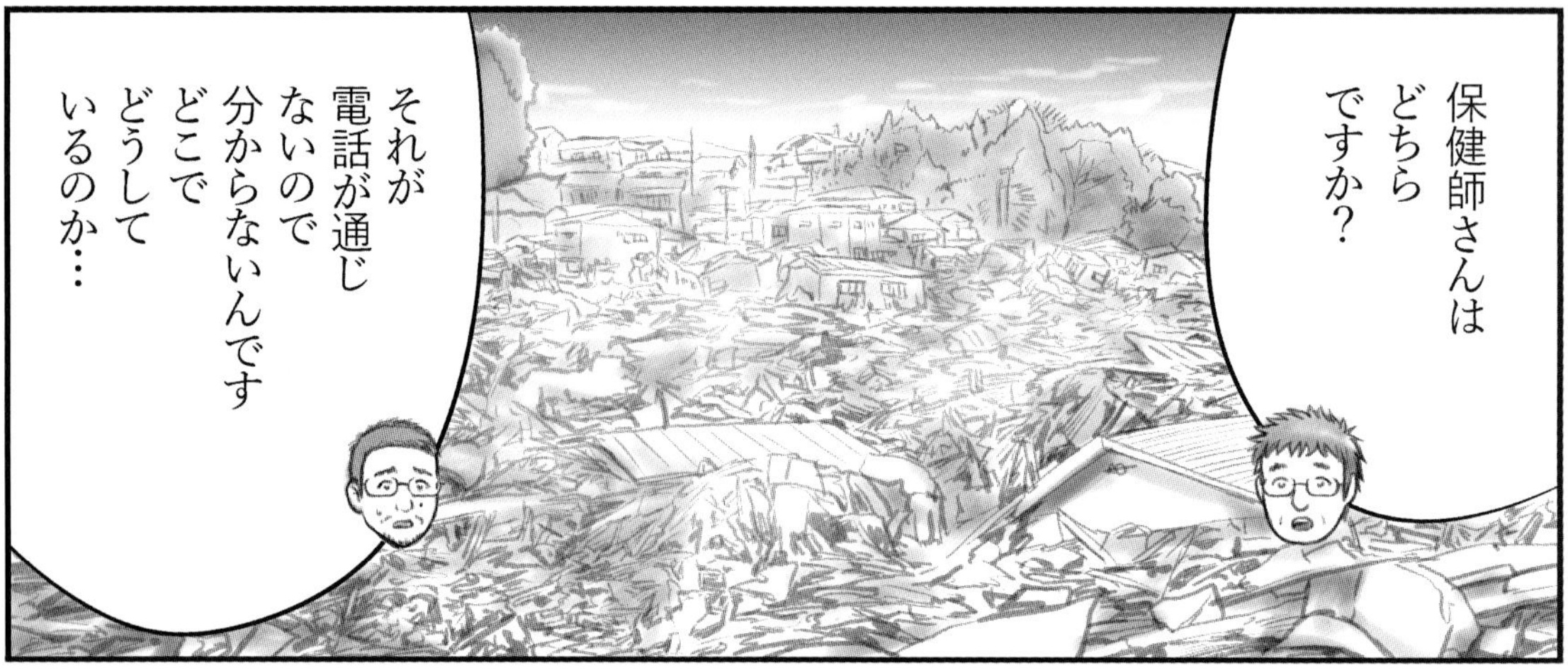
保健師さんは
どちら
ですか?
それが
電話が通じ
ないので
分からないんです
どこで
どうして
いるのか…

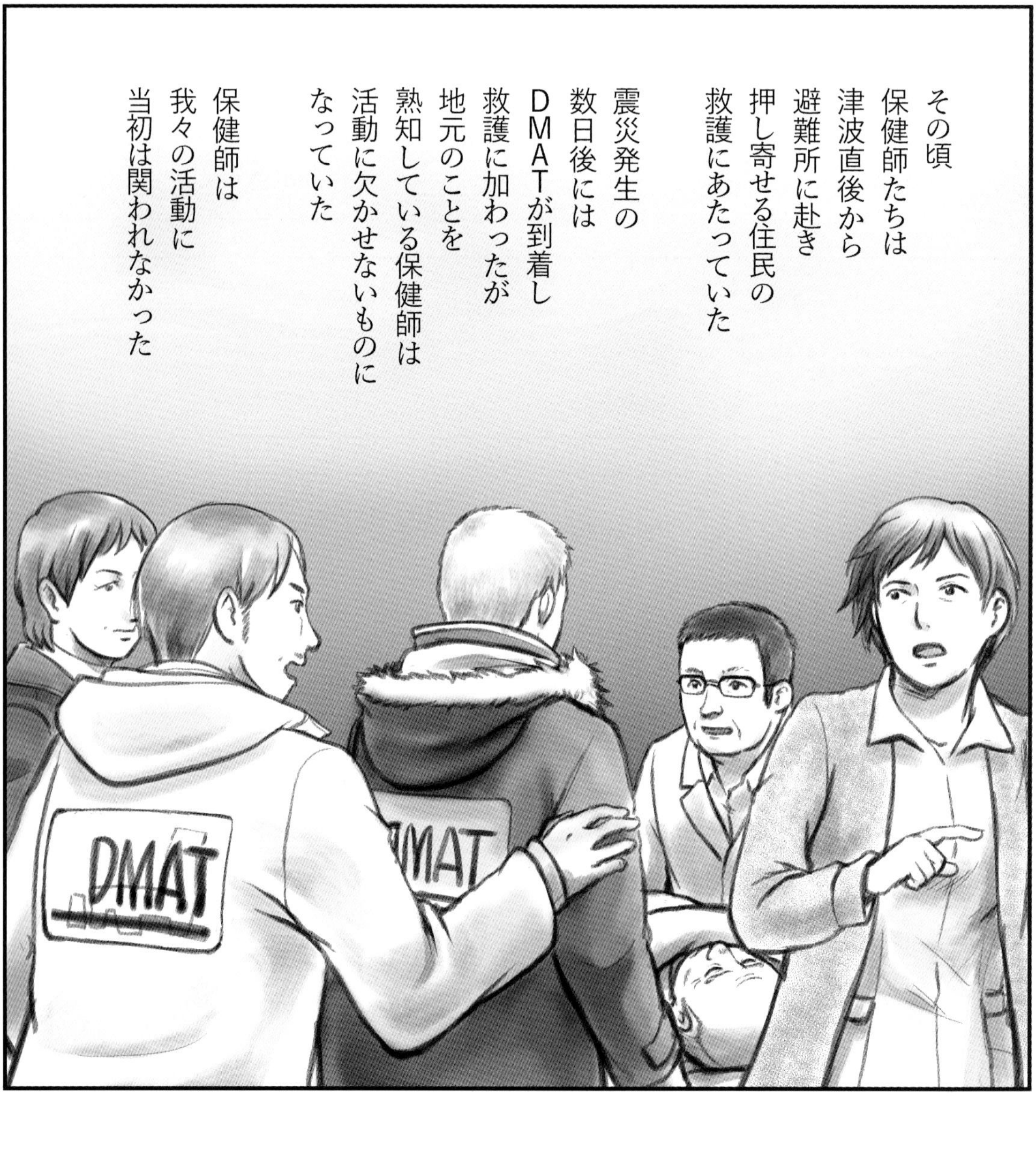
その頃
保健師たちは
津波直後から
避難所に赴き
押し寄せる住民の
救護にあたっていた
震災発生の
数日後には
DMATが到着し
救護に加わったが
地元のことを
熟知している保健師は
活動に欠かせないものに
なっていた
保健師は
我々の活動に
当初は関われなかった
DMAT
MAT

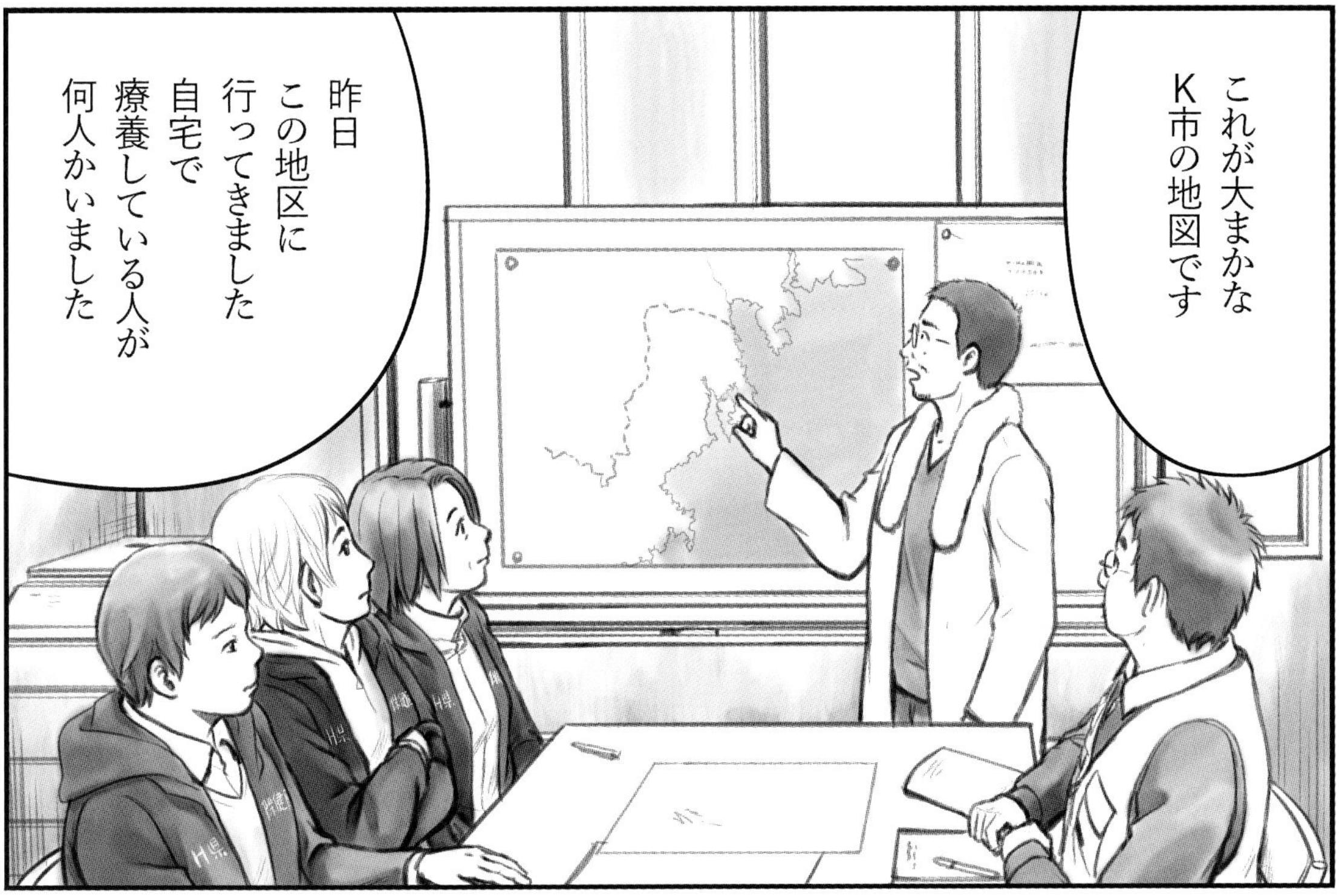
これが大まかなK市の地図です
昨日この地区に行ってきました自宅で療養している人が何人かいました

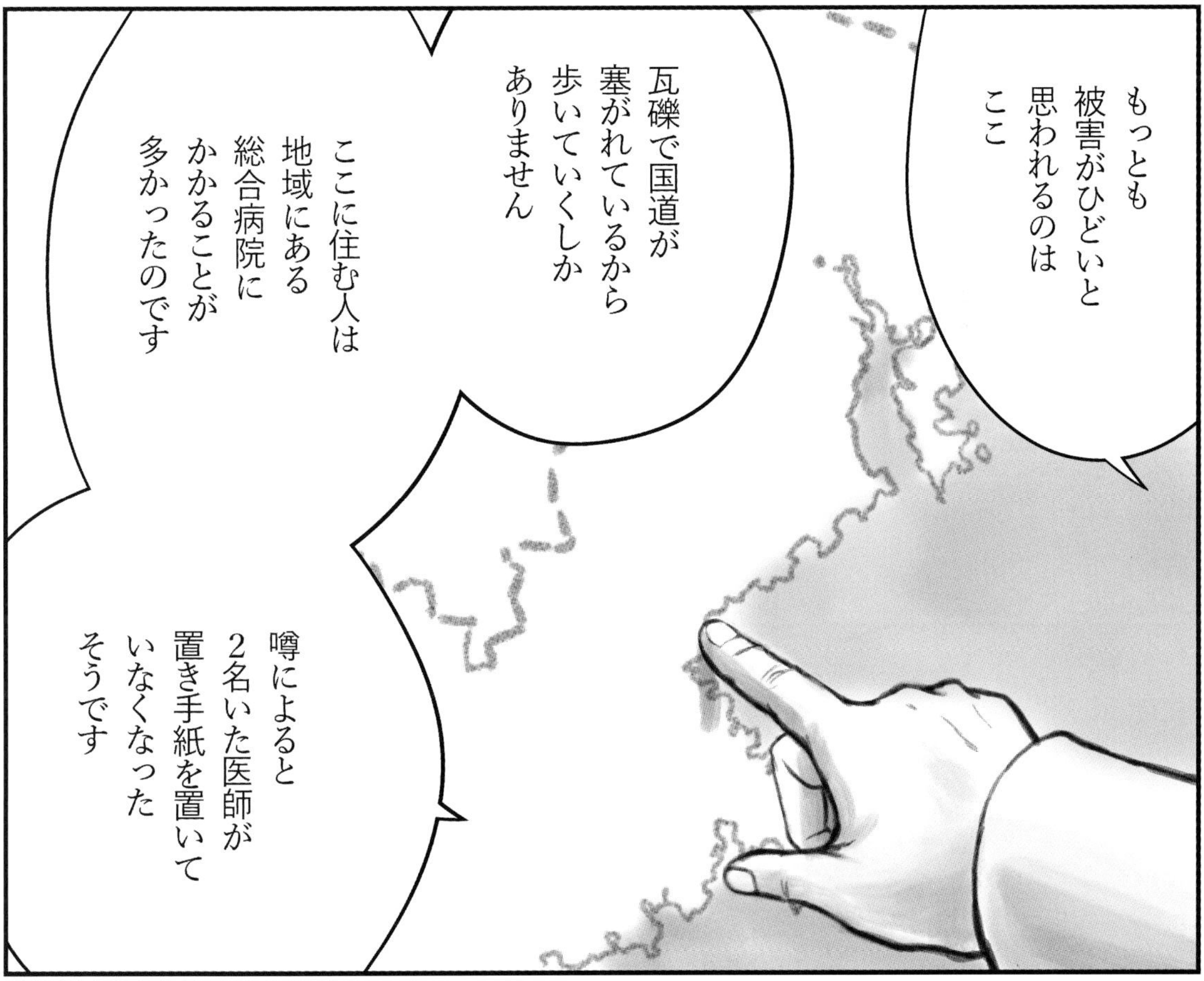
もっとも被害がひどいと思われるのはここ
瓦礫で国道が塞がれているから歩いていくしかありません
ここに住む人は地域にある総合病院にかかることが多かったのです
噂によると2名いた医師が置き手紙を置いていなくなったそうです

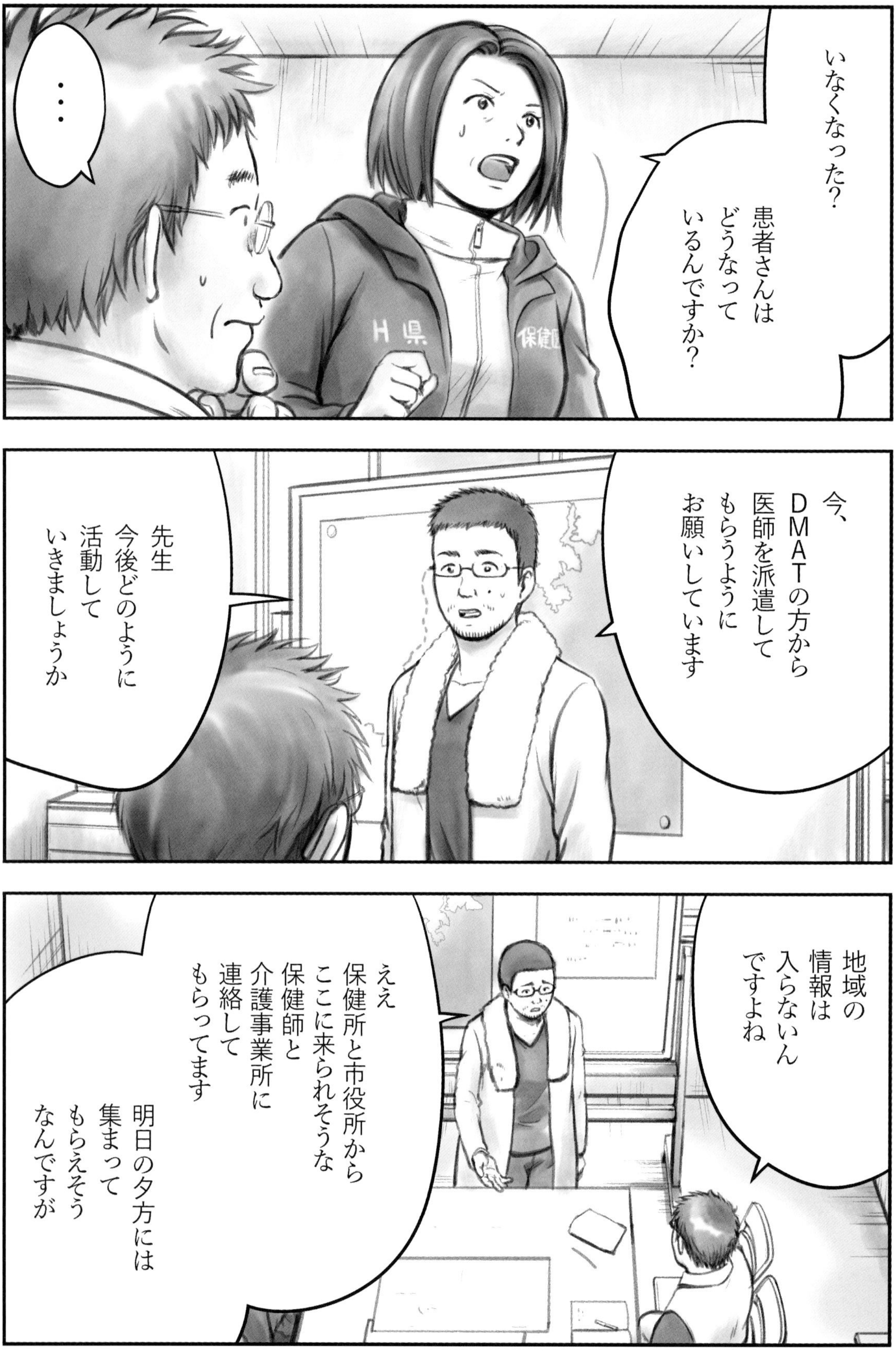
いなくなった？
患者さんは
どうなって
いるんですか？
…
今、
DMATの方から
医師を派遣して
もらうように
お願いしています
先生
今後どのように
活動して
いきましょうか
地域の
情報は
入らないん
ですよね
ええ
保健所と市役所から
ここに来られそうな
保健師と
介護事業所に
連絡して
もらってます
明日の夕方には
集まって
もらえそう
なんですが

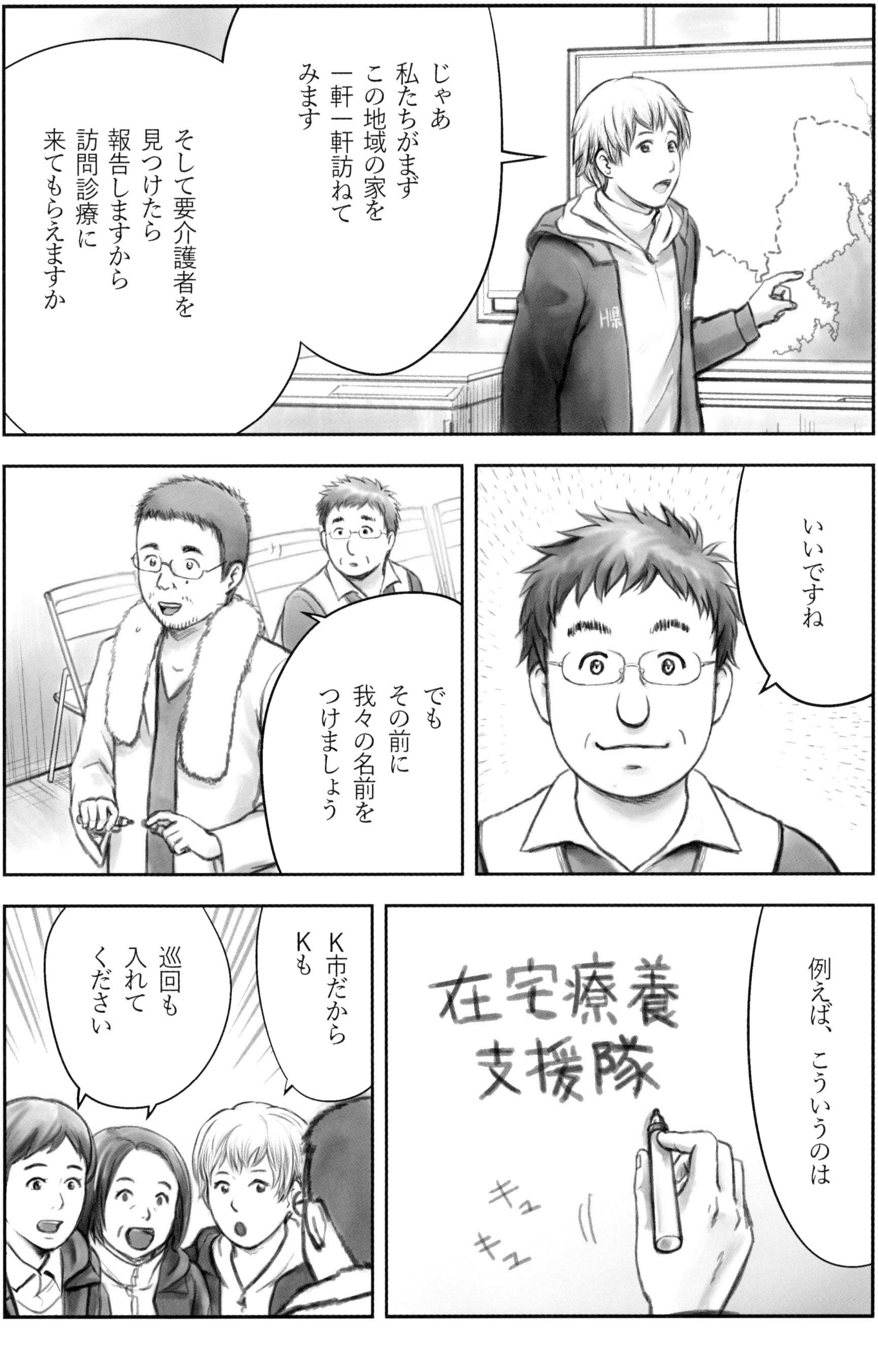
じゃあ私たちがまずこの地域の家を一軒一軒訪ねてみます
そして要介護者を見つけたら報告しますから訪問診療に来てもらえますか
H県
いいですね
でもその前に我々の名前をつけましょう
例えば、こういうのは
在宅療養支援隊
キュ
キュ
K市だからKも
巡回も入れてください

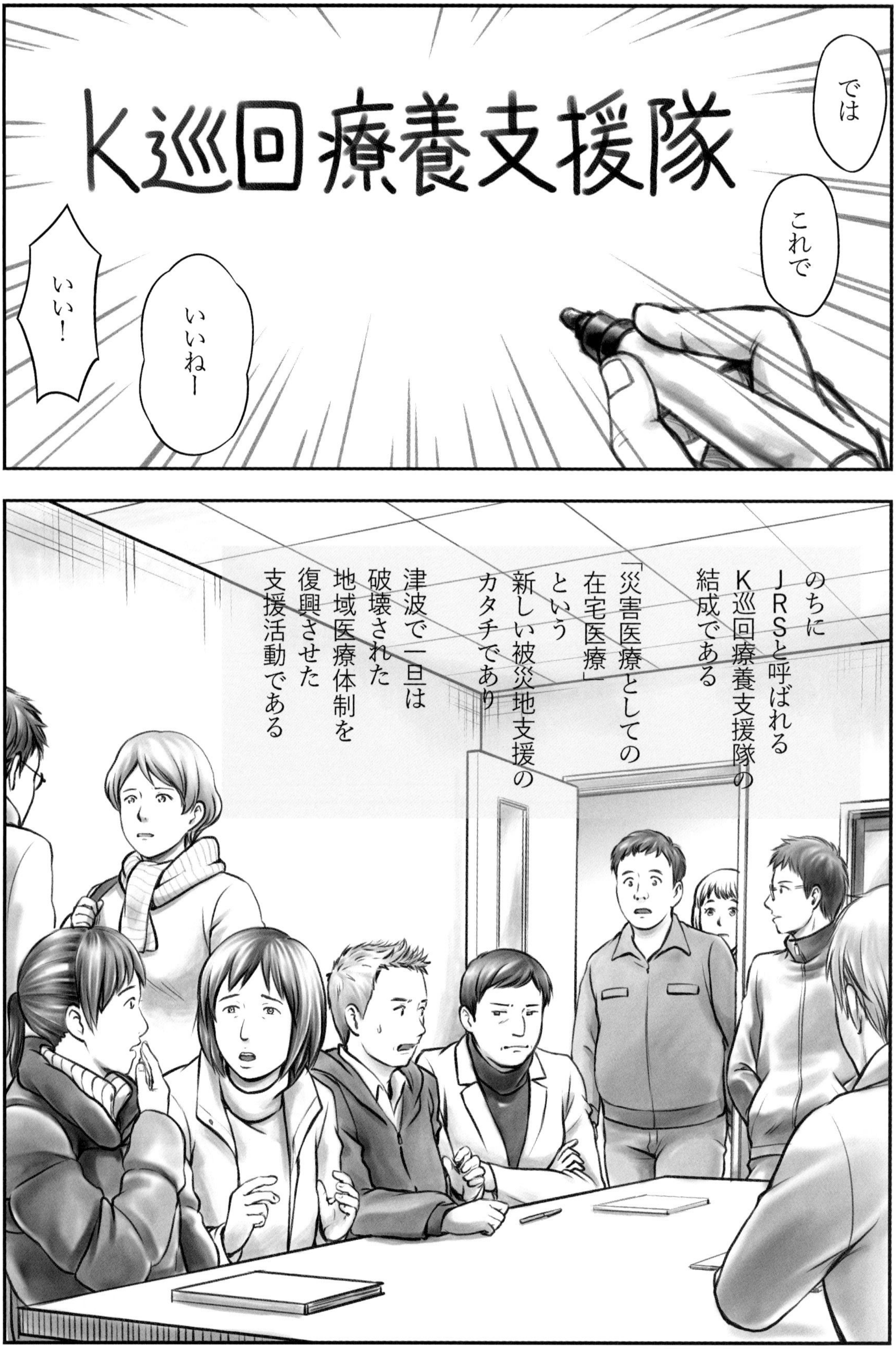
では
これで
K巡回療養支援隊
いいねー
いい！
のちに
JRSと呼ばれる
K巡回療養支援隊の
結成である
「災害医療としての
在宅医療」
という
新しい被災地支援の
カタチであり
津波で一旦は
破壊された
地域医療体制を
復興させた
支援活動である

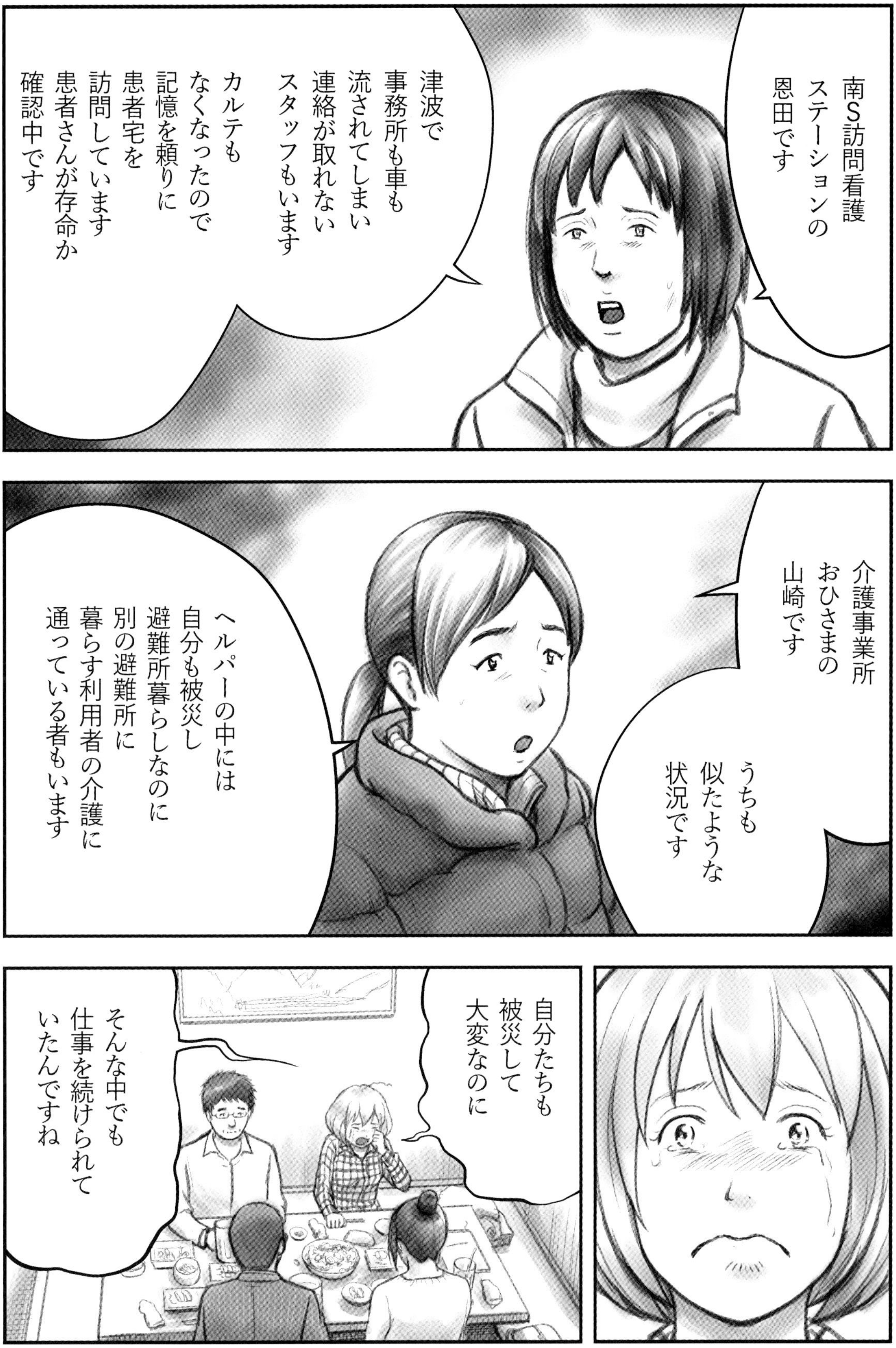
南S訪問看護ステーションの恩田です
津波で事務所も車も流されてしまい連絡が取れないスタッフもいます
カルテもなくなったので記憶を頼りに患者宅を訪問しています患者さんが存命か確認中です
介護事業所おひさまの山崎です
うちも似たような状況です
ヘルパーの中には自分も被災し避難所暮らしなのに別の避難所に暮らす利用者の介護に通っている者もいます
自分たちも被災して大変なのに
そんな中でも仕事を続けられていたんですね

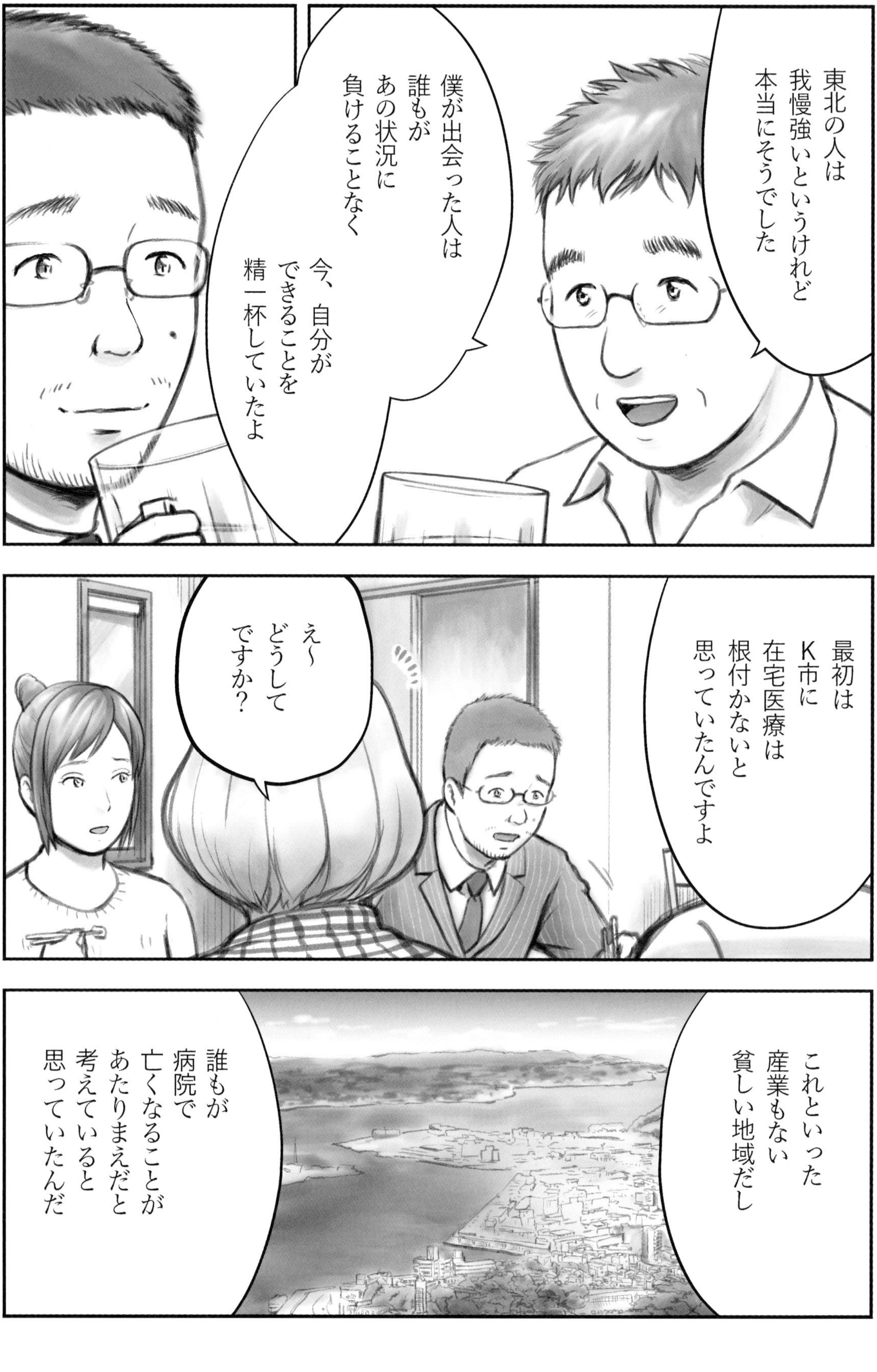
東北の人は我慢強いというけれど本当にそうでした
僕が出会った人は誰もがあの状況に負けることなく
今、自分ができることを精一杯していたよ
最初はK市に在宅医療は根付かないと思っていたんですよ
え～どうしてですか？
これといった産業もない貧しい地域だし
誰もが病院で亡くなることがあたりまえだと考えていると思っていたんだ

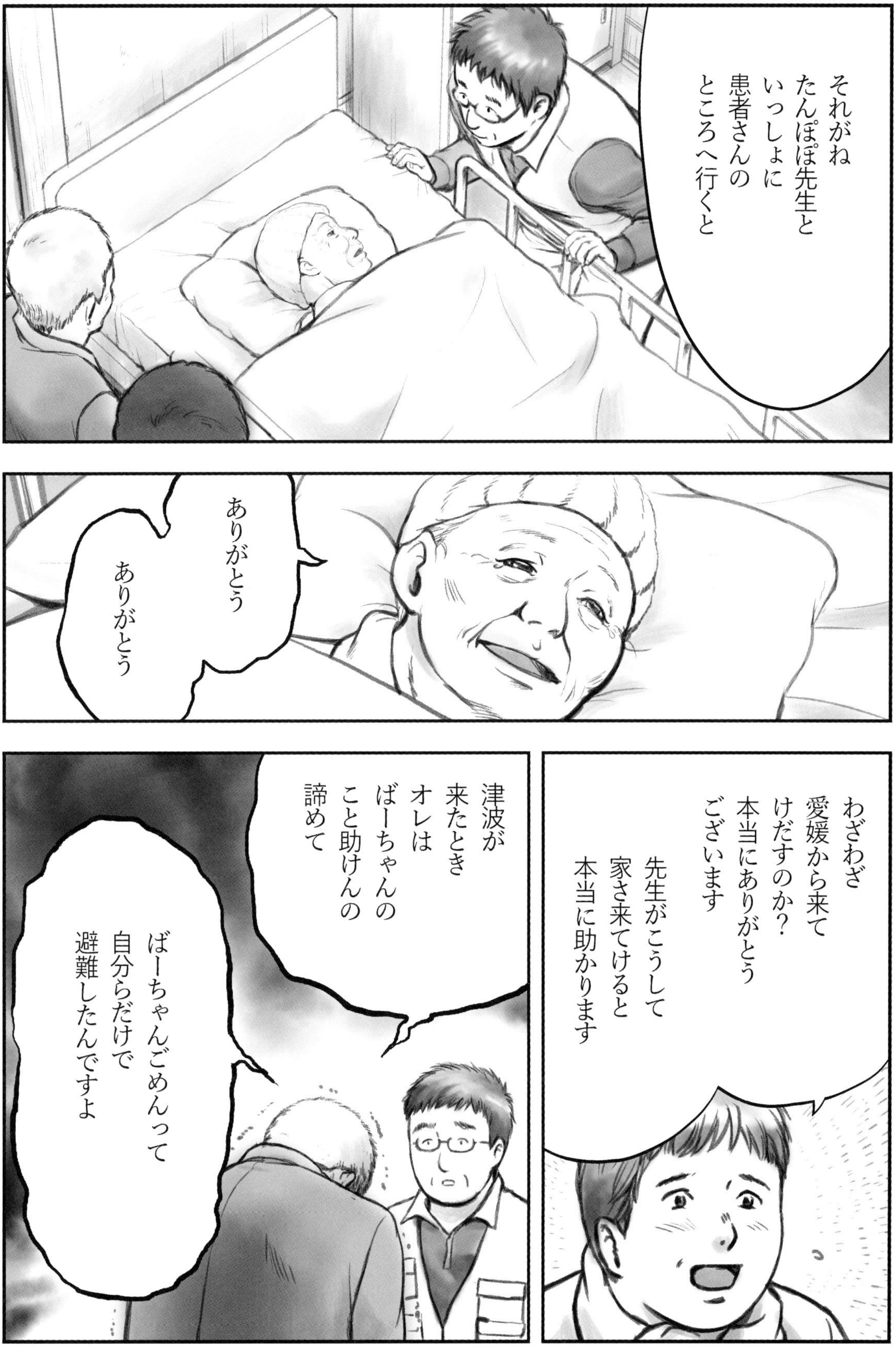
それがね たんぽぽ先生と いっしょに 患者さんの ところへ行くと
ありがとう ありがとう
わざわざ 愛媛から来て けだすのか？ 本当にありがとう ございます
先生がこうして 家さ来てけると 本当に助かります
津波が 来たとき オレは ばーちゃんの こと助けんの 諦めて
ばーちゃんごめんって 自分らだけで 避難したんですよ

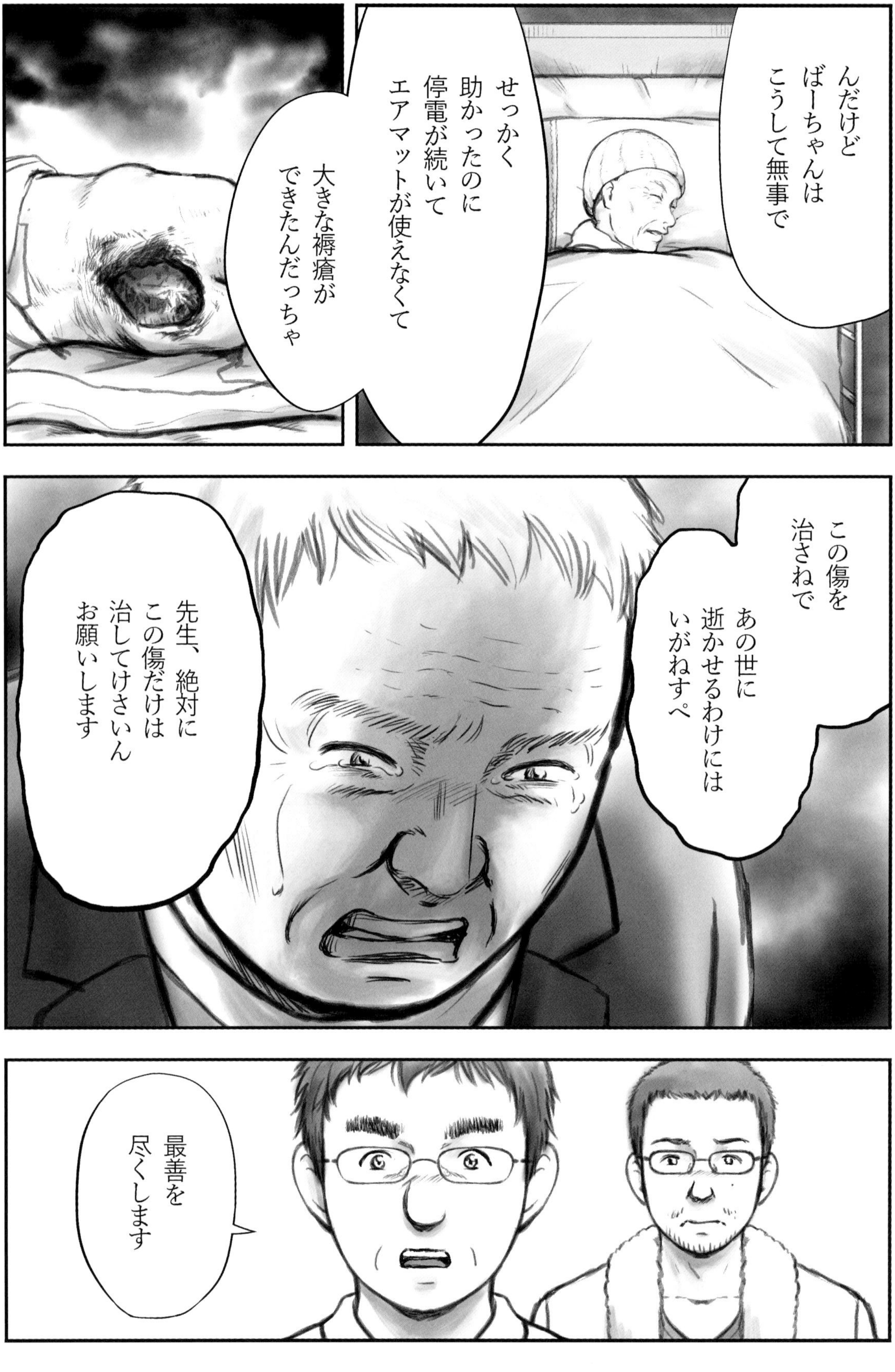
んだけど
ばーちゃんは
こうして無事で
せっかく
助かったのに
停電が続いて
エアマットが使えなくて
大きな褥瘡が
できたんだっちゃ
この傷を
治さねで
あの世に
逝かせるわけには
いがねすぺ
先生、絶対に
この傷だけは
治してけさいん
お願いします
最善を
尽くします

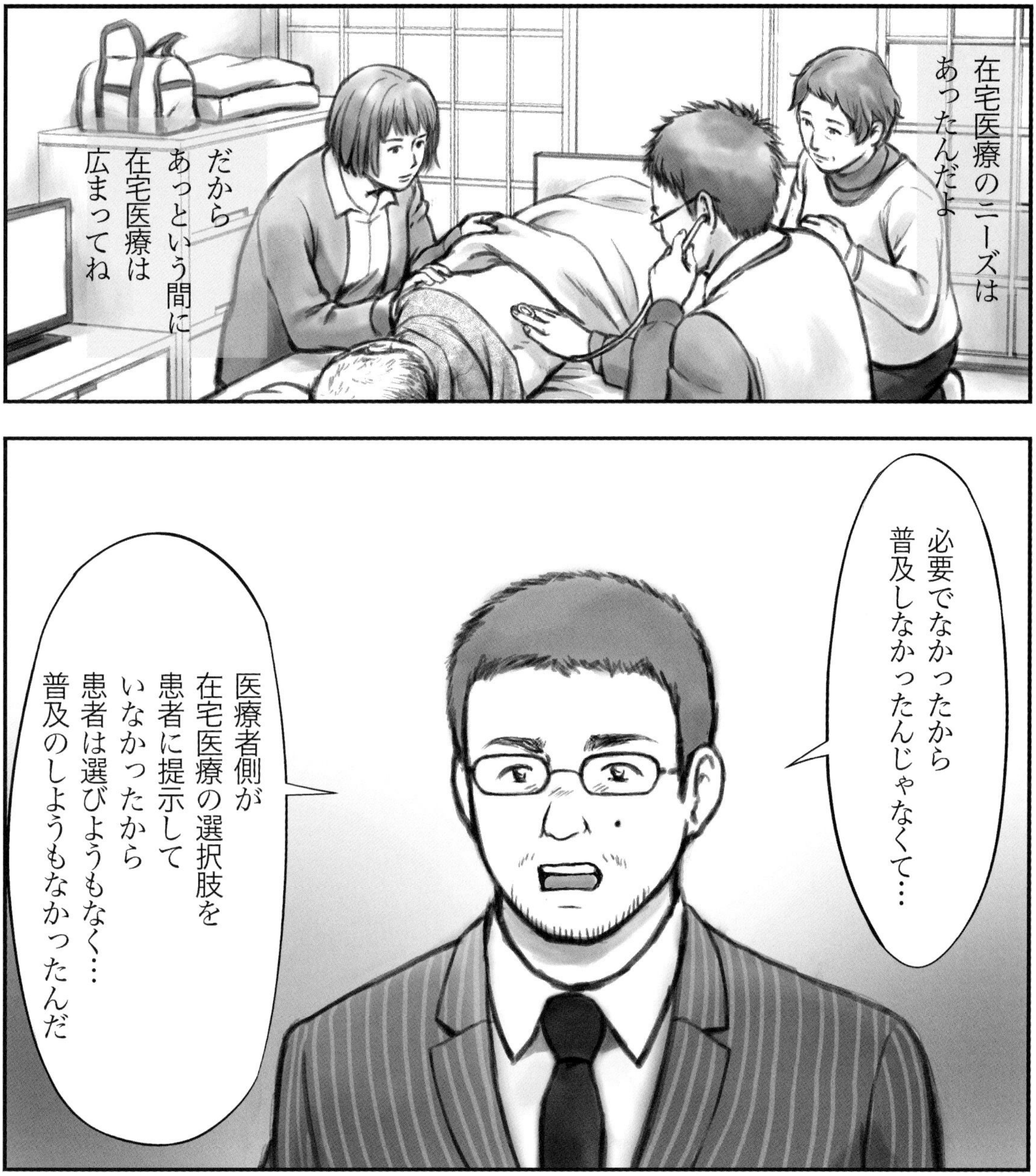

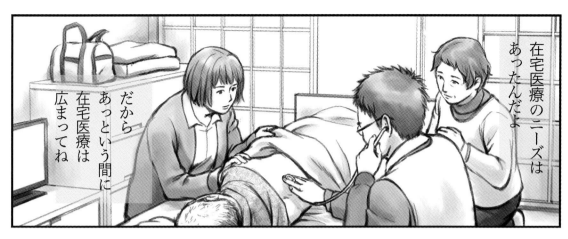

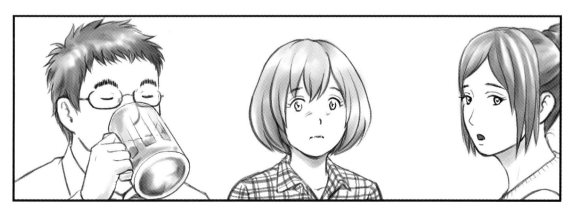

在宅医療のニーズはあったんだよ
だからあっという間に在宅医療は広まってね
必要でなかったから普及しなかったんじゃなくて…
医療者側が在宅医療の選択肢を患者に提示していなかったから患者は選びようもなく…普及のしようもなかったんだ

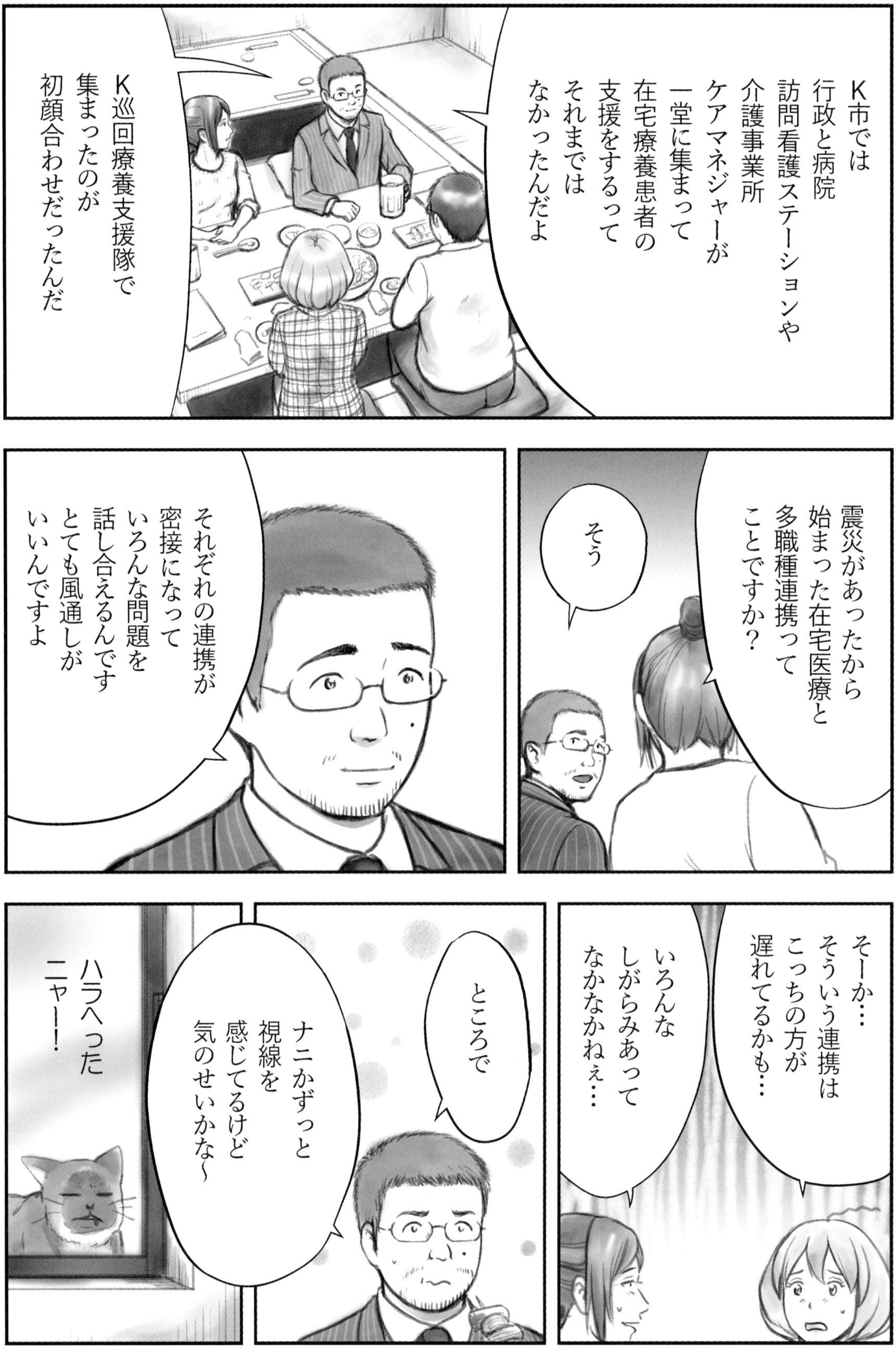
K市では行政と病院訪問看護ステーションや介護事業所ケアマネジャーが一堂に集まって在宅療養患者の支援をするってそれまではなかったんだよ
K巡回療養支援隊で集まったのが初顔合わせだったんだ
震災があったから始まった在宅医療と多職種連携ってことですか?
そう
それぞれの連携が密接になっていろんな問題を話し合えるんですとても風通しがいいんですよ
そーか…そういう連携はこっちの方が遅れてるかも…
いろんなしがらみあってなかなかねぇ…
ところで
ナニかずっと視線を感じてるけど気のせいかな~
ハラへったニャー!

第2章 理念

在宅医療の質は
理念×システム×人財
で決まる！

求められる在宅医療とは

俵津診療所が私の在宅医療の原点

私は医学生時代に体験した無医村地区でのフィールドワークで大変感銘を受け、僻地の地域医療に従事したいと考えました。

そのため、愛媛大学で学んだ後に自治医科大学で研修し、念願叶って愛媛県南部にある明浜町俵津診療所に赴任したのです。私の在宅医療は、この俵津診療所で始まりました。

診療所での外来診療に加え地域の訪問診療を開始し、地域で亡くなる人のほぼ3分の1を自宅で看取るに至りました。

しかし、今考えるとまだまだ未熟な在宅医療で「患者さんやご家族の不安を最初に取り除く」ということができていませんでした。

私が在宅医療専門クリニックを開業した理由。

当時、69歳で肝がん末期の在宅患者さんがいました。「絶対に入院しない」と強く決意され、自宅での看取りを希望され、ご家族もその意思を尊重して一生懸命に介護をされていました。

自宅であっても腹水や胸水を抜いたり、輸血や点滴をするなど、病院と同じような治療ができ、しかも家族に囲まれてリラックスできる環境だったことが良い影響をもたらしたのでしょう。

病院では予後1カ月と言われていたのですが、比較的落ち着いた状態で約1年を自宅で過ごされました。

診療所が目の前でも不安になる理由は？

徐々に状態が悪くなり、予後が1週間と思われる頃、介護をされていたご家族が突然「入院させようと思う」と言われたのです。

ここまで自宅で看てきたのに、なぜ？ 家族が介護に疲れたのだろうか？ 本人の決意が揺らいだのだろうか？とも思ったのですが、思い切ってご家族にその真意を尋ねてみました。

すると意外な答えが返ってきたのです。「先生がいなくなると不安なんです」。

その方の家は、診療所とその隣にある私の住む医師官舎のすぐそばにあったのですが、ある日、私が家族と一緒に隣町に買い物に出かけるのを見て、「先生がいない間に何かあったらどうしよう…」と急に不安になったのだそうです。

今であれば、病院の医療をそのまま在宅に持ち込まず、家族に対して絶対に24時間対応するという意思表示をしたり、患者さんの容態が看取るまでの間にどのように変化するかを事前に説明したり、また不安がないように訪問頻度を十分にして、安心して在宅療養ができるように工夫したと思います。しかし、当時はまだまだ不十分だったのです。

私はご家族に「そういうことならもう絶対にどこにも行かないから、最期まで自宅で看ましょう」と伝えると、ご家族は涙を流して喜び、そしてその後、自宅で看取られました。

診療所が目と鼻の先にあっても、患者さんとご家族は不安になるのです。この時、看取りを行う在宅医療は片手間ではできないということを思い知りました。

患者さんが必要なときに必要なだけ訪問できる在宅医療を提供したい。そのためには、外来診療の時間を気にせずに訪問診療が行える体制を作らなければならない、在宅医療に特化する必要があると考えたのです。そして同時に、患者さんとご家族が不安にならないような方策も必要だと考え、さまざまな態勢やシステムを考えるようになりました。「在宅医療に特化する」、「在宅医療はシステム医療」という考えは、このとき生まれました。

24時間対応だけでは在宅医療といえない

訪問診療に特化する在宅医療専門クリニックを開業し、このあと51ページで述べるたんぽぽ方式を始めたことで、医療従事者が疲弊しない24時間３６５日の対応は可能になりました。しかし、それだけでは、「追われる在宅医療」や「守る在宅医療」から脱せないと考えたのです。

在宅医療は患者さんの生活の場で行われる医療です。まず、患者さんの生活があって成り立つのですから、そこでは医師よりも毎日の生活を支えるホームヘルパーや、患者さんやご家族のさまざまな状況を汲み取ってケアプランを立てるケアマネジャーの方が重要な場面が多々あります。医師だけでは在宅療養は成立しないのです。

患者さんが、より安心で、より豊かな在宅療養を継続するためには、多職種での連携が欠かせません。

高度な医療処置や管理が必要であったり、患者さんやご家族に特別な配慮が必要であったり、看取りにきめ細やかに対応するためには、同じ志を持つ多職種の仲間が必要だと考えました。

そこで私は法人内に訪問

「近く」ではなく「いつでも」、に患者さんは安心する。

たんぽぽクリニック設立時の思い

選択と集中で、在宅医療に特化する。

システム化で長続きする医療を提供。

医療従事者が疲弊しない体制をシステムにより解決し、質の高い在宅医療を提供する。

人に必要とされることをやりがいに。

地域に必要とされる仕事を行っていく。

看護ステーション、居宅介護支援事業所、訪問介護事業所、はりきゅうマッサージ治療院を作りました。たんぽぽクリニックのスタッフには薬剤師や管理栄養士もいます。多職種でさまざまな視点から総合的にアプローチし、より安心で豊かな療養の実現に寄与できているのではないかと思います。

もちろん、他事業所の多職種とも連携して患者さんを診ていますが、同法人の場合はスタッフから日々上がってくる情報量も違いますし、朝のミーティングの時間でなくても、同じ患者さんに関わっている職種の違うスタッフ同士で気軽にカンファレンスを開くこともできます。

この力が特に発揮できるのは、終末期の方へのケアです。

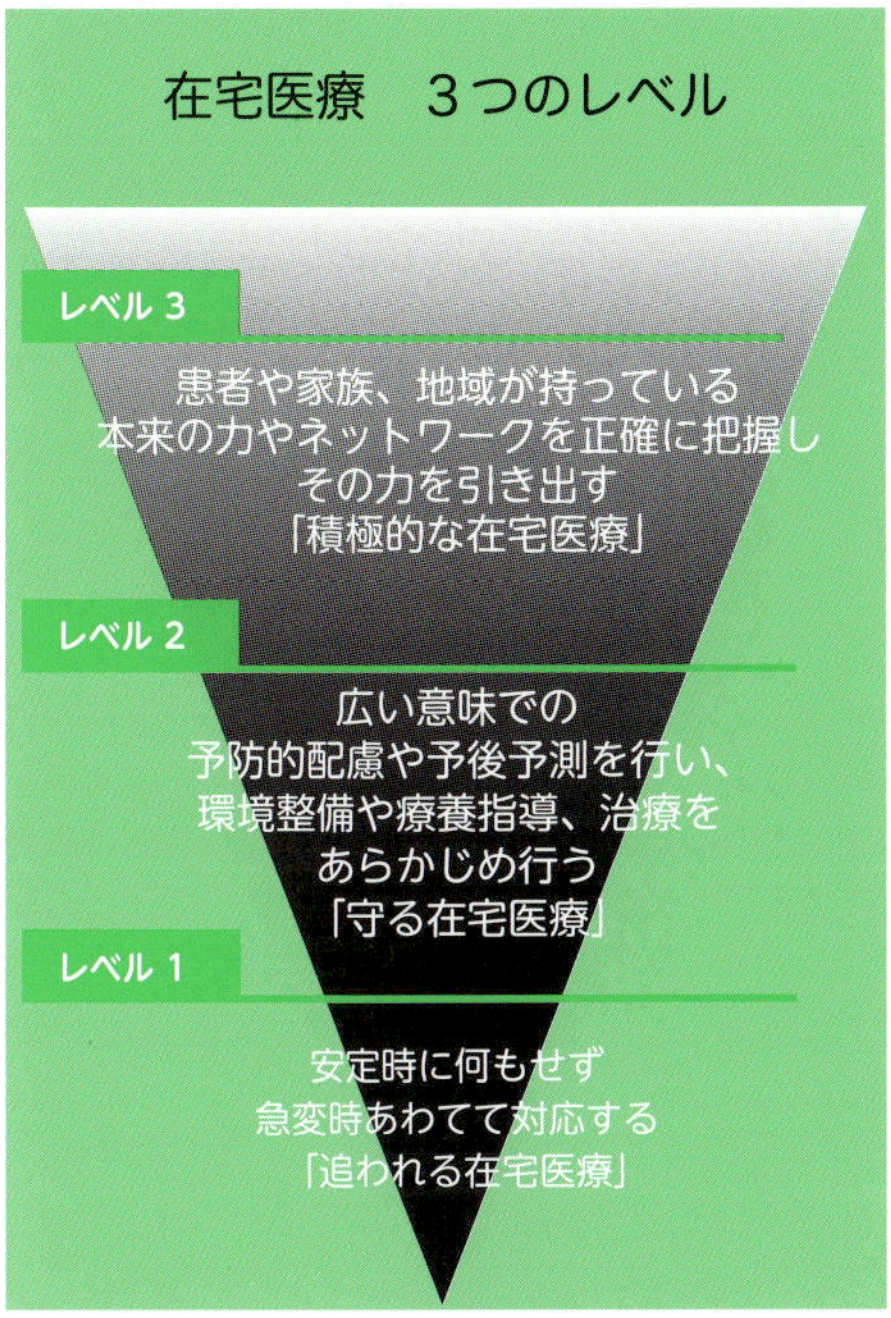
在宅医療　3つのレベル
レベル3
患者や家族、地域が持っている
本来の力やネットワークを正確に把握し
その力を引き出す
「積極的な在宅医療」
レベル2
広い意味での
予防的配慮や予後予測を行い、
環境整備や療養指導、治療を
あらかじめ行う
「守る在宅医療」
レベル1
安定時に何もせず
急変時あわてて対応する
「追われる在宅医療」

最期のいい時間をプロデュースしたい。

いい時間を作る「願い叶え隊」

関わっているスタッフからは、患者さんの容態だけでなく、患者さんの気持ちやご家族の想い、疲労度、療養環境の問題点や改善方法など、さまざまな情報が寄せられます。

主治医は患者の予後をしっかりと見極め、今がやりたいことができる体力と気力が残っている最後のときだと判断したなら、職員全員でその認識を統一し、患者さんのやりたいことを叶えるために職員が一致団結して協力します。

普段は患者さんに直接関わらない事務スタッフであっても、患者さんの外出に人手がいるとなれば、喜々として手伝いに出かけたり、第1巻のまんがにあったように、患者さんが季節外れの果物が食べたいと望めば、八方手を尽くして入手します。

法人全体が、最後のいい時間をご本人とご家族に過ごしてもらうための「願い叶え隊」になるのです。

自宅での看取りを希望される方に、ただ医療の部分だけで関わるのではつまらないと思います。

患者さんが最期までその人らしく生きるための総合的な支援をするために在宅医療はあり、自分たちがいることで、この地域の人は、治らない病気であっても、障がいがあっても、自宅で家族と暮らす、一人でも自分らしく暮らす、最期まで自分らしく生きられるようになります。

質の高い在宅医療を追求していけば、豊かな地域づくりにも貢献できると私は信じています。

第2章 システム

在宅医療の質は
理念×システム×人財
で決まる！

24時間対応のシステムと連携方法

疲弊しないシステム　たんぽぽ方式

理想の医療を目指しても継続できなければ無意味に

私が俵津診療所で地域医療を行っていた頃、外来をしながら30~40名の在宅患者の訪問診療をし、地域住民の3分の1を看取っていました。しかし、私が俵津を去った後に赴任した医師は往診をしないという方針だったため、在宅の患者さんはいなくなってしまったそうです。いくら1人の医師が理想の医療を目指して取り組んでいても、医師が変わって継続できないのでは意味がないと身に染みて感じました。これは、たんぽぽクリニックの設立時に「システム化で長続きする医療を提供したい」と考えた理由の一つです。

24時間対応にもレベルがある

在宅療養支援診療所の届け出要件には、24時間往診・訪問看護ができる体制の確保がありますが、24時間対応にも4つのレベルがあると私は考えています。

患家や施設からかかってきた連絡に電話だけの指示で済ます第一段階から、たとえ深夜や早朝であっても、急変時や看取りまで、いつでもどんな状況にでも対応できる第4段階のレベルまでです。どんなに情熱があっても、24時間365日を医師が一人で対応するには限界があります。第4段階の質の高い在宅医療を提供しながら、医師が疲弊しない。そのために考え出したのが、4人ワンユニット制のたんぽぽ方式です。

24時間対応のレベル

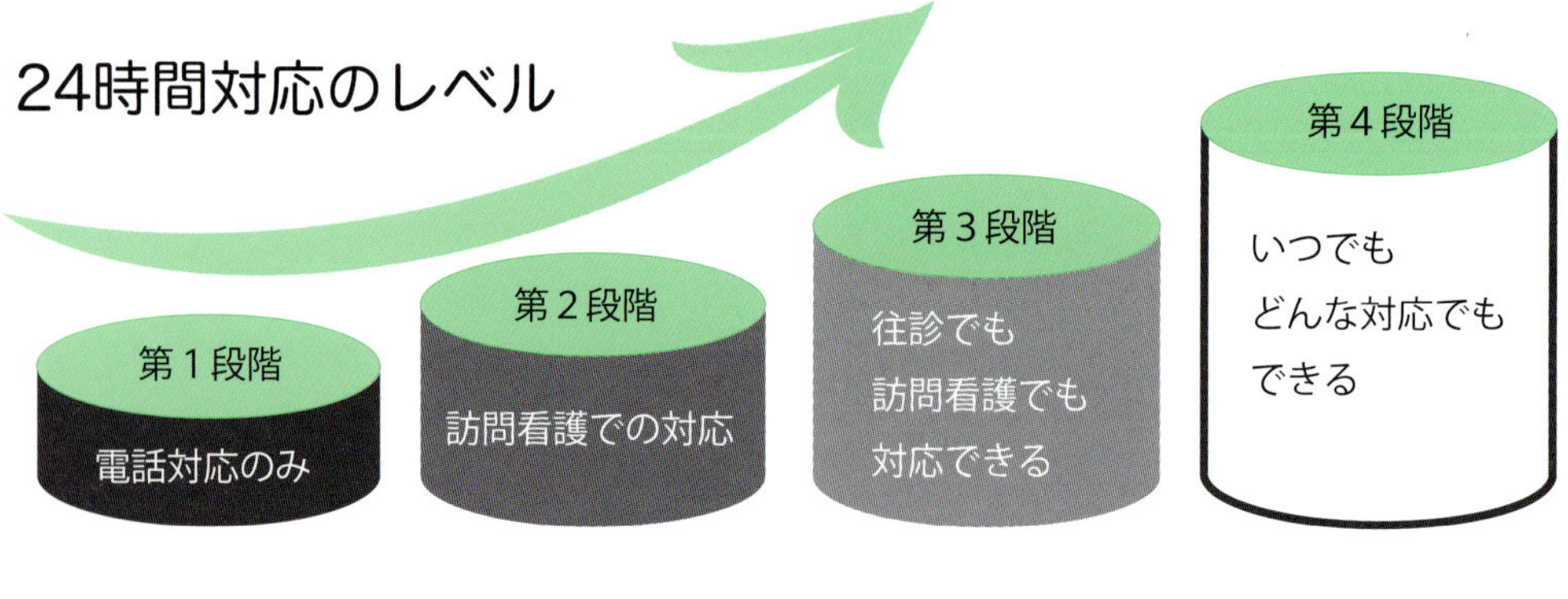
第1段階
電話対応のみ
第2段階
訪問看護での対応
第3段階
往診でも
訪問看護でも
対応できる
第4段階
いつでも
どんな対応でも
できる

たんぽぽ方式の当番連絡体制

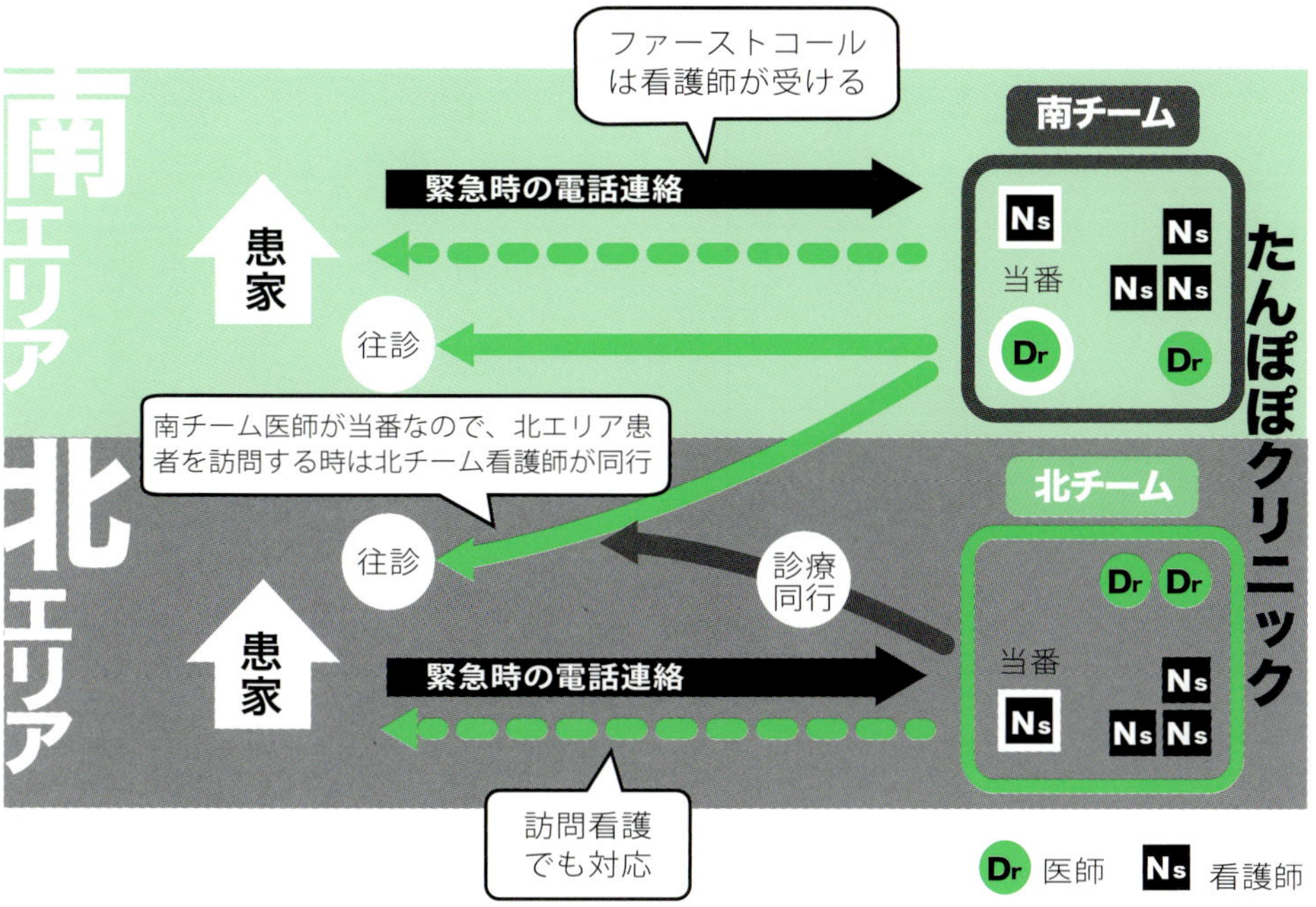
ファーストコール
は看護師が受ける
南チーム
南エリア
患家
緊急時の電話連絡
往診
当番
たんぽぽクリニック
南チーム医師が当番なので、北エリア患
者を訪問する時は北チーム看護師が同行
北チーム
北エリア
往診
診療
同行
当番
緊急時の電話連絡
訪問看護
でも対応
Dr 医師
Ns 看護師

患者が必要とするときに、必要なだけ訪問できるシステムを。

看護師の診療同行で在宅医療の質を高める

4人ワンユニット制とは、医師4人で夜間や週末の当番を回すシステムのことです。週末を金曜の夜から月曜の朝までとし、4人で対応すれば、医師は週に1回夜間を、月に1回週末を担当するだけで済みます。

4人の常勤医の確保が難しい場合は、在宅療養支援診療所同士で連携を取ることもできます。診療報酬上もメリットがあるのでお勧めです。

そして、第4段階の24時間対応を目指すためにも取り入れていただきたいのが、ファーストコールを看護師が受けるというスタイルです。

24時間対応を医師だけでなく看護師にも担ってもらうことで、医師の疲弊が防げます。また、看護師が医師に同行することで、診療の補助や効率化、患者情報の共有やマネジメントができたり、患者さんやご家族も医師には言いにくいことを看護師には言えたりできるので、結果として質の高い在宅医療を提供することができます。

診療に同行する看護師の役割

- 診療の補助
- 診療の効率化
- 情報の共有
- 在宅療養のマネジメント
- 当番体制の維持と診療チェック

在宅医療を継続させるために整えたいシステム

- ✓ 訪問のスケジューリング
- ✓ 情報共有と治療方針の統一方法
- ✓ 問合せから初診までの流れ
- ✓ 医療費の自己負担金の回収
- ✓ 職員の教育

当番体制の次に構築するシステムとは

当番体制が構築できたなら、次は情報の共有化と治療方針の統一のためのシステムづくりです。これは今や、グループウェアなどのＩＴを活用すれば、かなり質の高い情報共有システムが構築できます。職員間で、患者情報や治療方針の統一が充分に行えた上ではじめて、安心して当番を任せ、任せられるのです。

また、診療に関するシステムだけでなく、新規患者の問合せから初診までの行程をシステム化することで、新規患者の訪問診療をよりスムーズに開始できます。

事務部門のシステム導入が、診療をよりスムーズにする。

患者側から問合せがあれば、事務サイドで初診開始までに患者宅を訪問し、1カ月の費用の目安やどういったサービスが受けられるのかをあらかじめ説明します。さらには、薬の受取り方法や医療費の自己負担金の支払い、診療車用の駐車場の確保など、初診が始まる前までにすべての手続きを終了しておきます。

そうすることで、患者側も安心して在宅医療を始められ、訪問する医師と信頼関係を構築していくことができます。

また、効率よく訪問しながらも、急な往診依頼にも随時対応できるように訪問スケジュールを組むことも大切です。訪問のスケジューリングは、在宅医療の要ともいえるタスクです。

すべてのシステムは患者本位の医療のため

これらのシステムは、決して医師や職員が楽をするために整えるものではありません。高品質の24時間３６５日体制の在宅医療を継続的に維持するためのものです。

医療機関側の都合で訪問時間や訪問回数を決めるのではなく、患者が必要とするときに必要とするだけ訪問できる体制をつくるためです。

地域の在宅医療のレベルを高めるためにも、医師1人で頑張るのではなく、自院の看護師や事務員と連携したり、他の在宅療養支援診療所・病院の医師と協力体制を構築されてはいかがでしょうか。

第3章

在宅医療の興し方

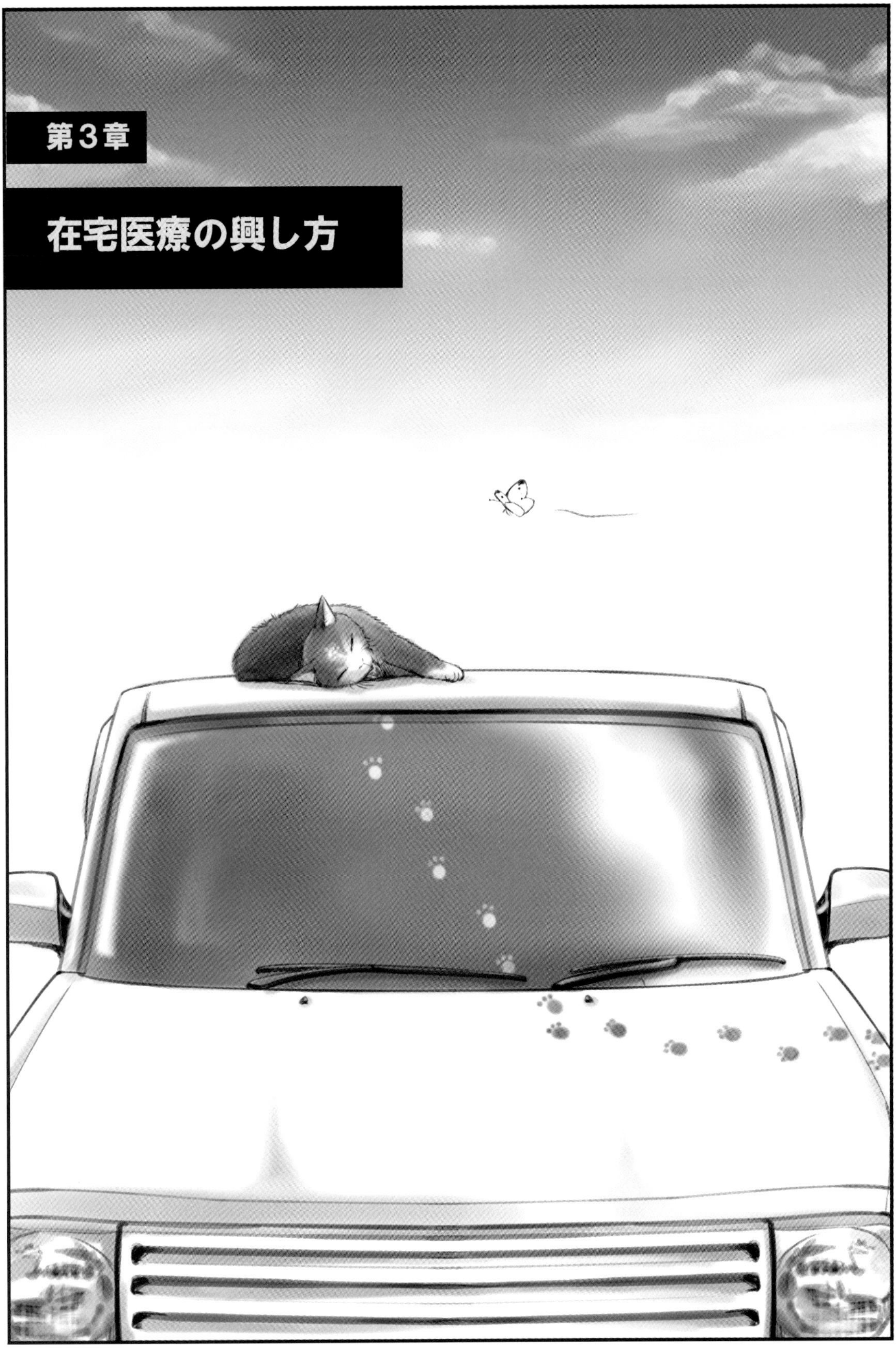

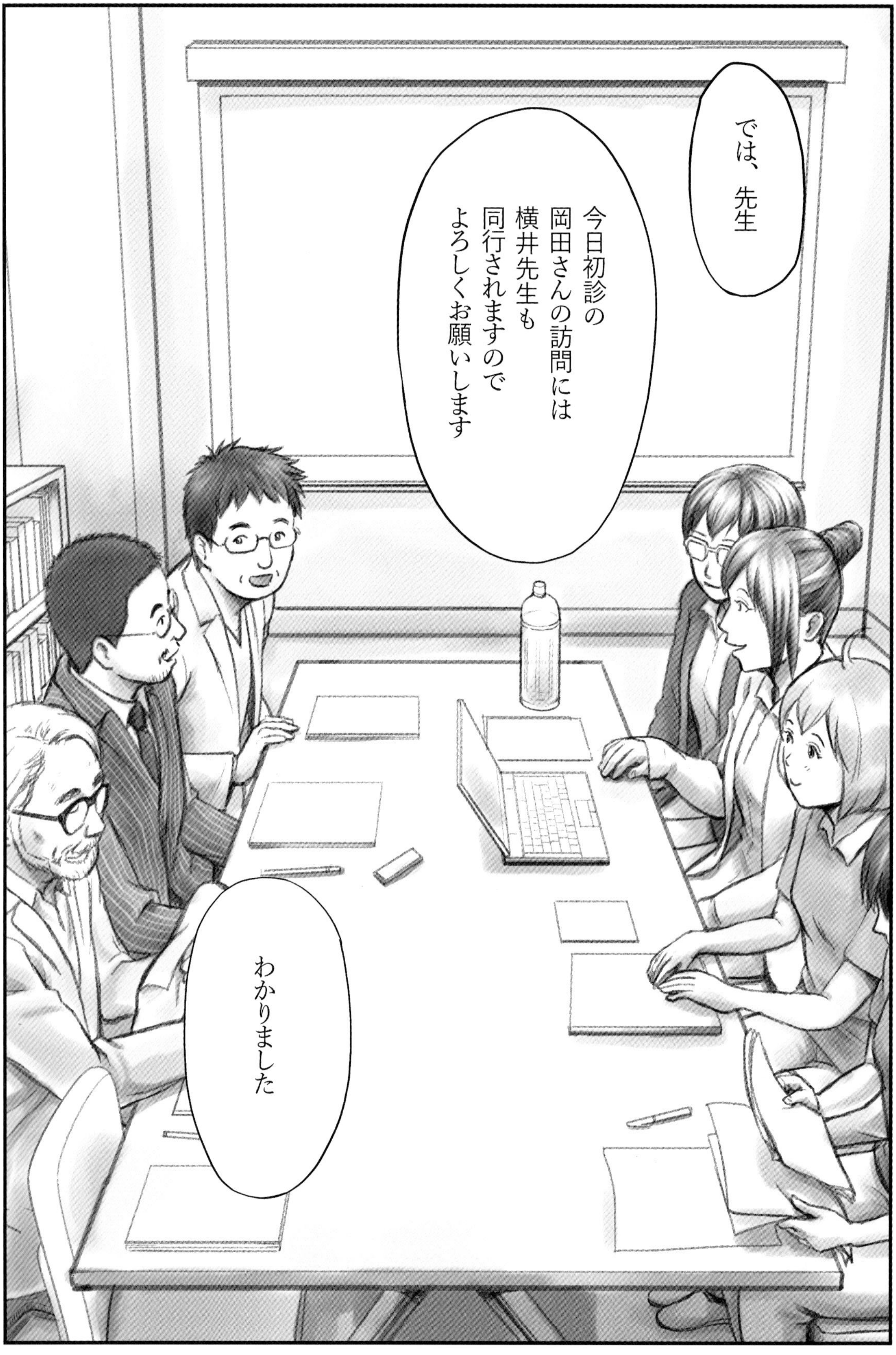
では、先生
今日初診の岡田さんの訪問には横井先生も同行されますのでよろしくお願いします
わかりました

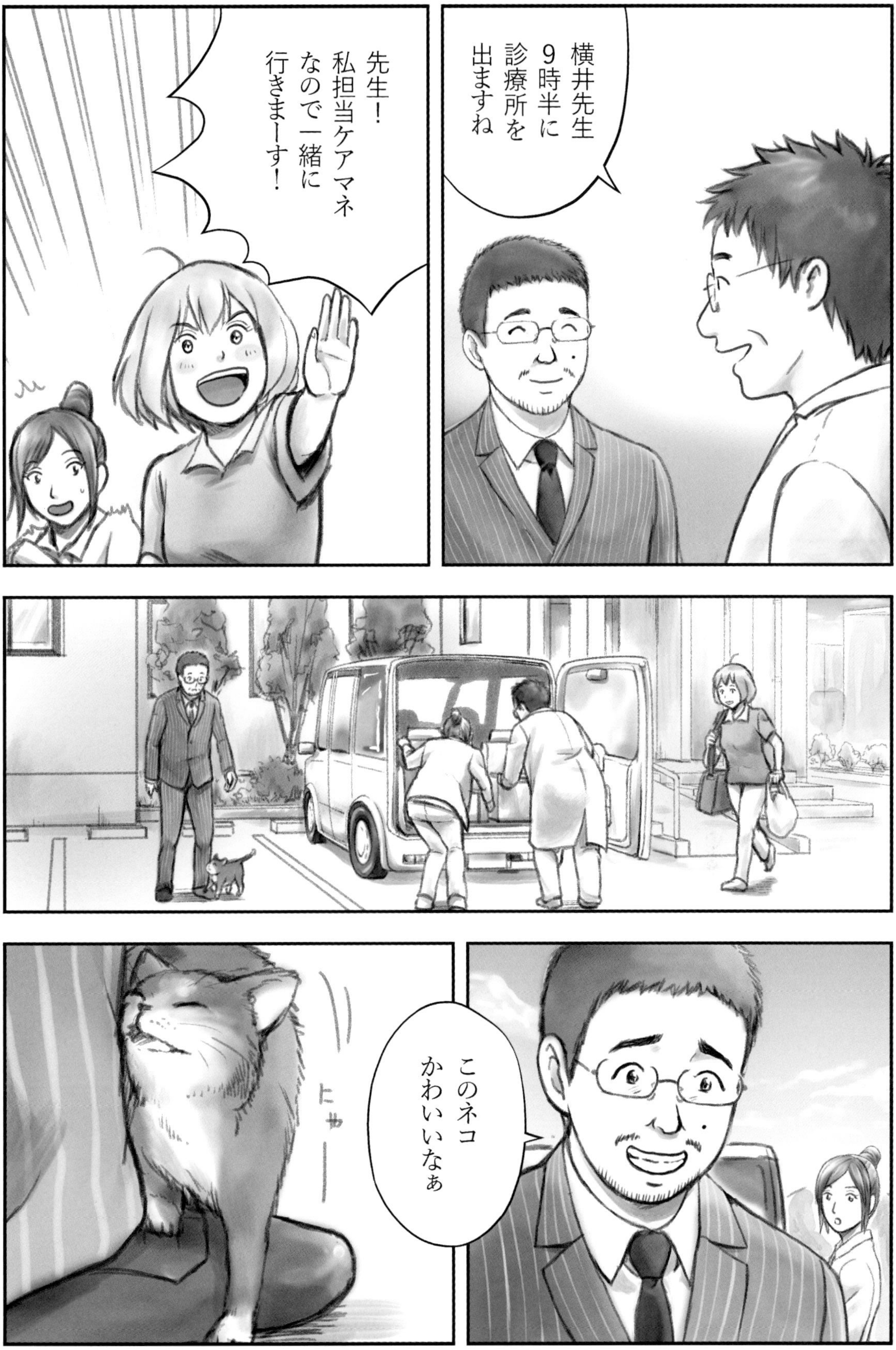
横井先生
9時半に
診療所を
出ますね
先生！
私担当ケアマネ
なので一緒に
行きまーす！
このネコ
かわいいなぁ
ニャー

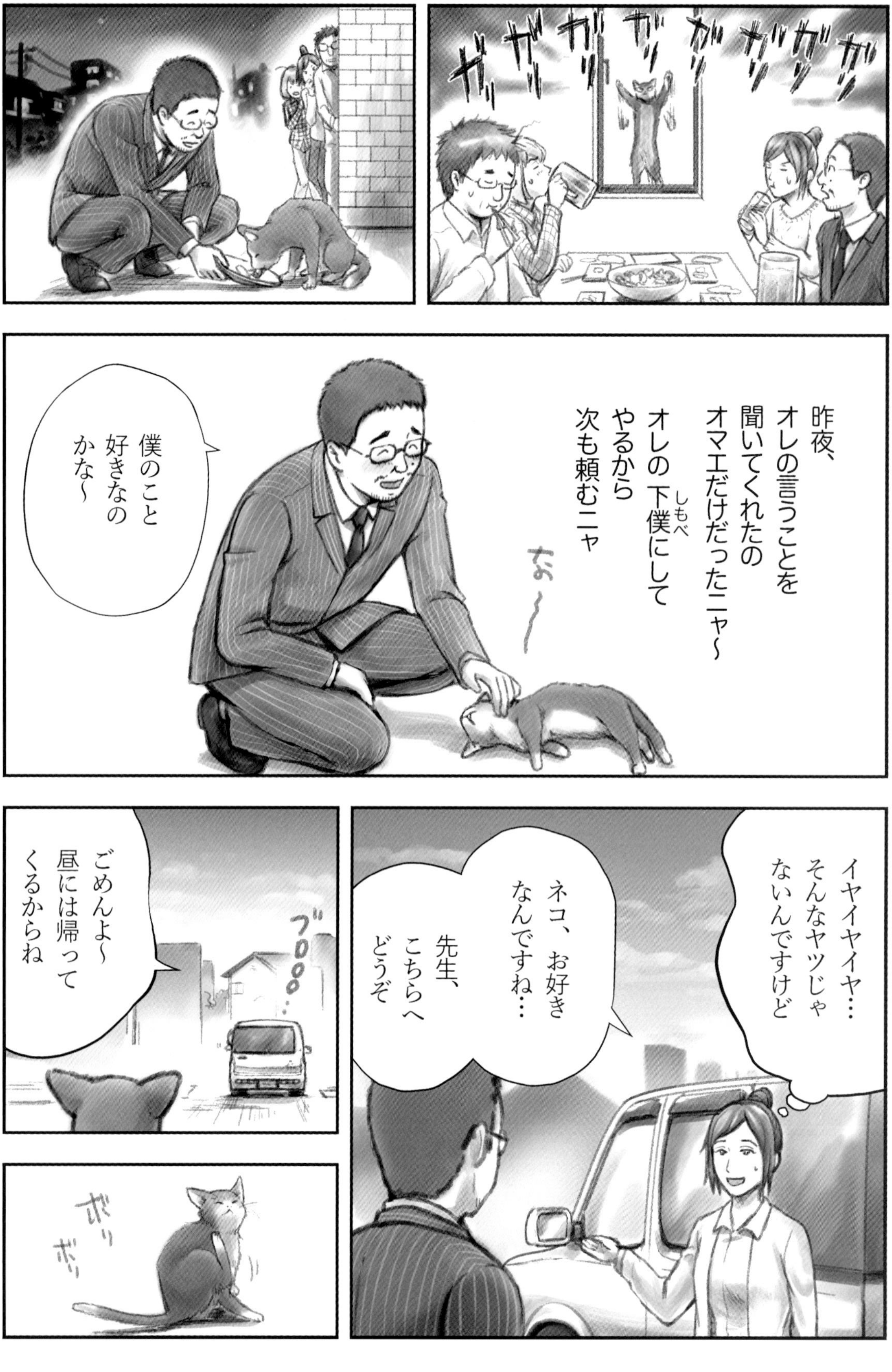
ガリガリガリガリガリガリガリガリ
昨夜、オレの言うことを聞いてくれたのオマエだけだったニャ～ オレの下僕《しもべ》にしてやるから次も頼むニャ
な～
僕のこと好きなのかな～
イヤイヤイヤ…そんなヤツじゃないんですけど
ネコ、お好きなんですね…
先生、こちらへどうぞ
ごめんよ～ 昼には帰ってくるからね
ブロロロ…
ボリボリ

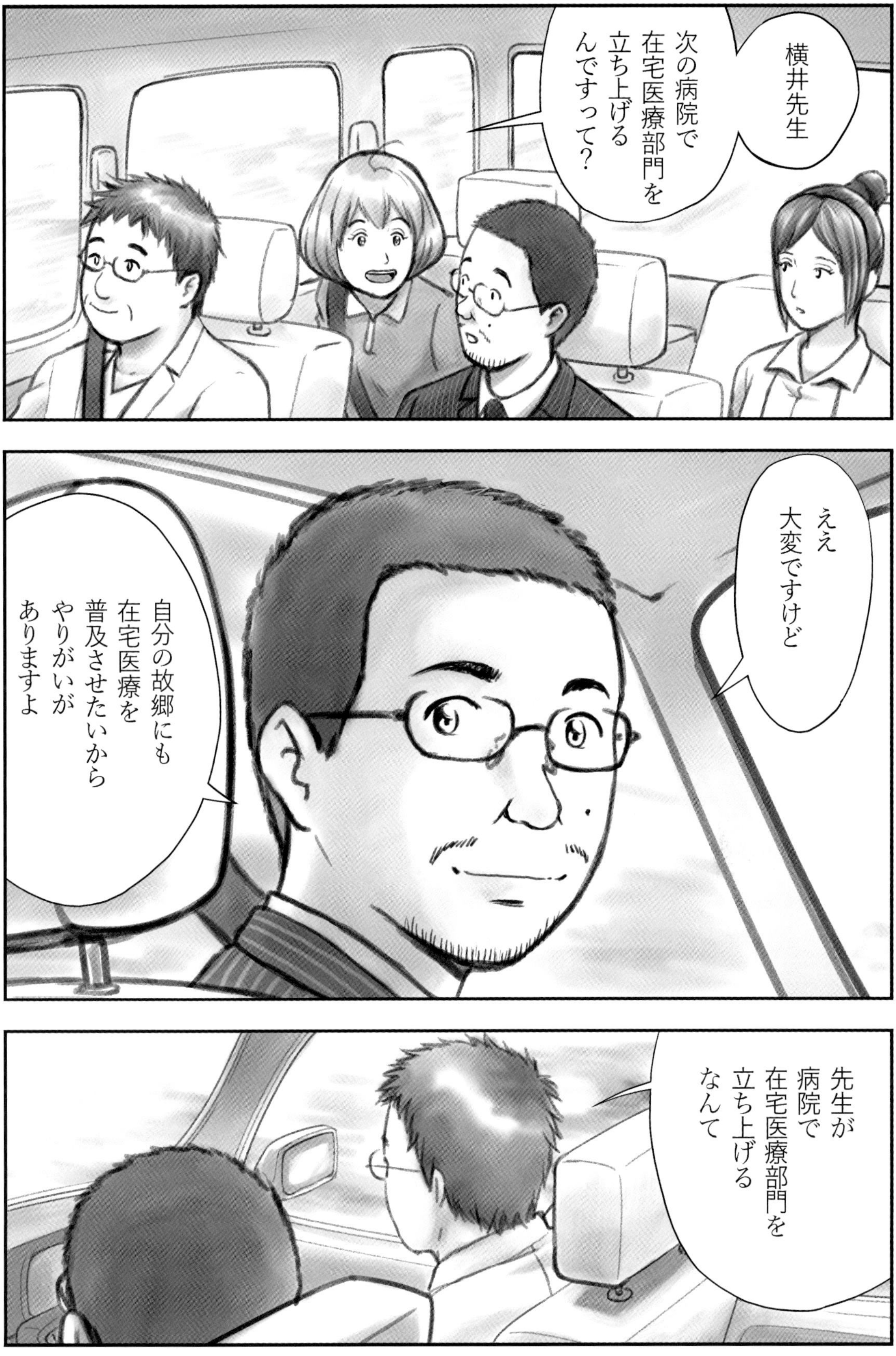
横井先生
次の病院で
在宅医療部門を
立ち上げる
んですって？
ええ
大変ですけど
自分の故郷にも
在宅医療を
普及させたいから
やりがいが
ありますよ
先生が
病院で
在宅医療部門を
立ち上げる
なんて

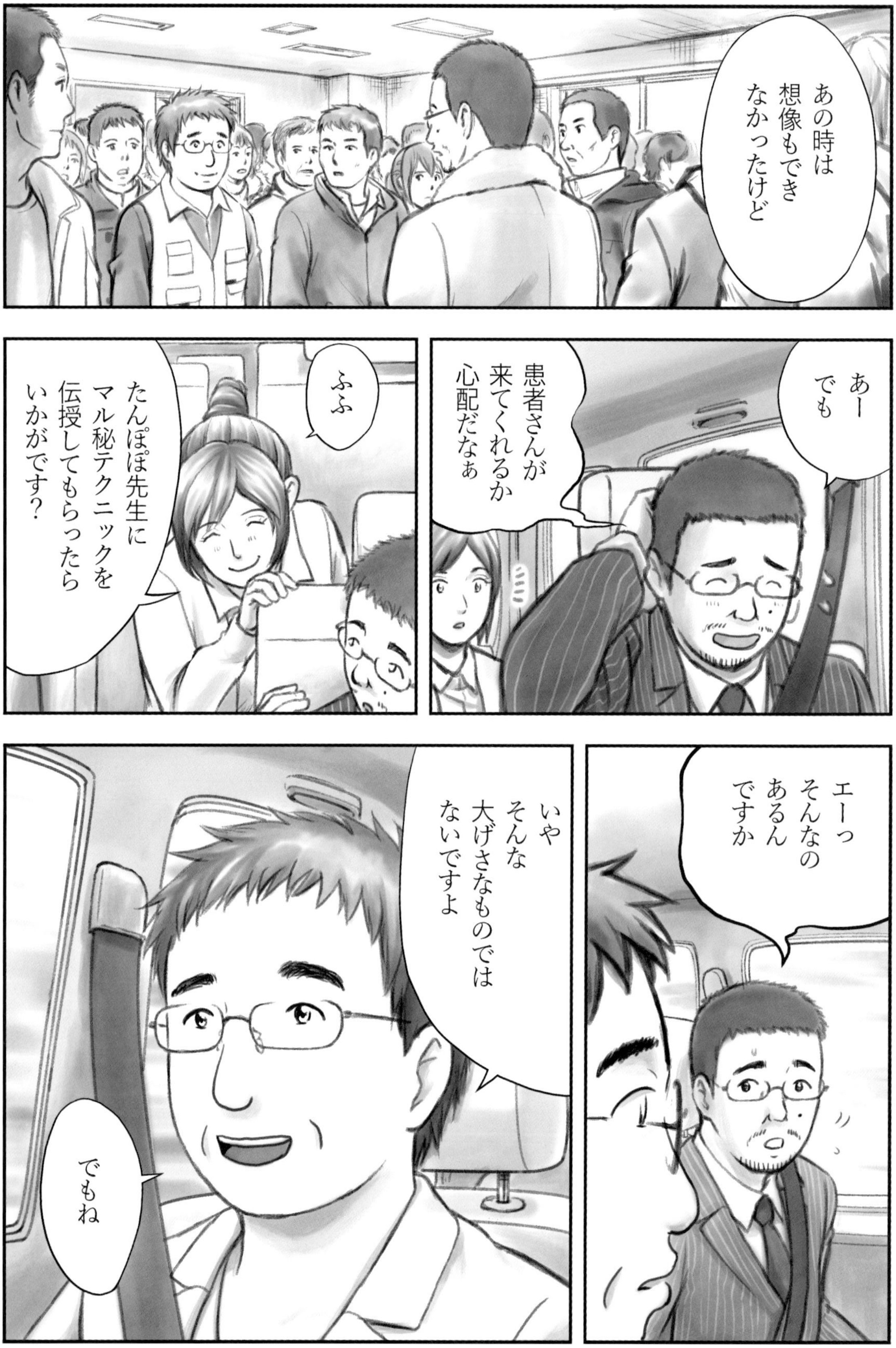
あの時は想像もできなかったけど
あー　でも
患者さんが来てくれるか心配だなぁ
ふふ
たんぽぽ先生にマル秘テクニックを伝授してもらったらいかがです?
エーっ　そんなのあるんですか
いや　そんな大げさなものではないですよ
でもね

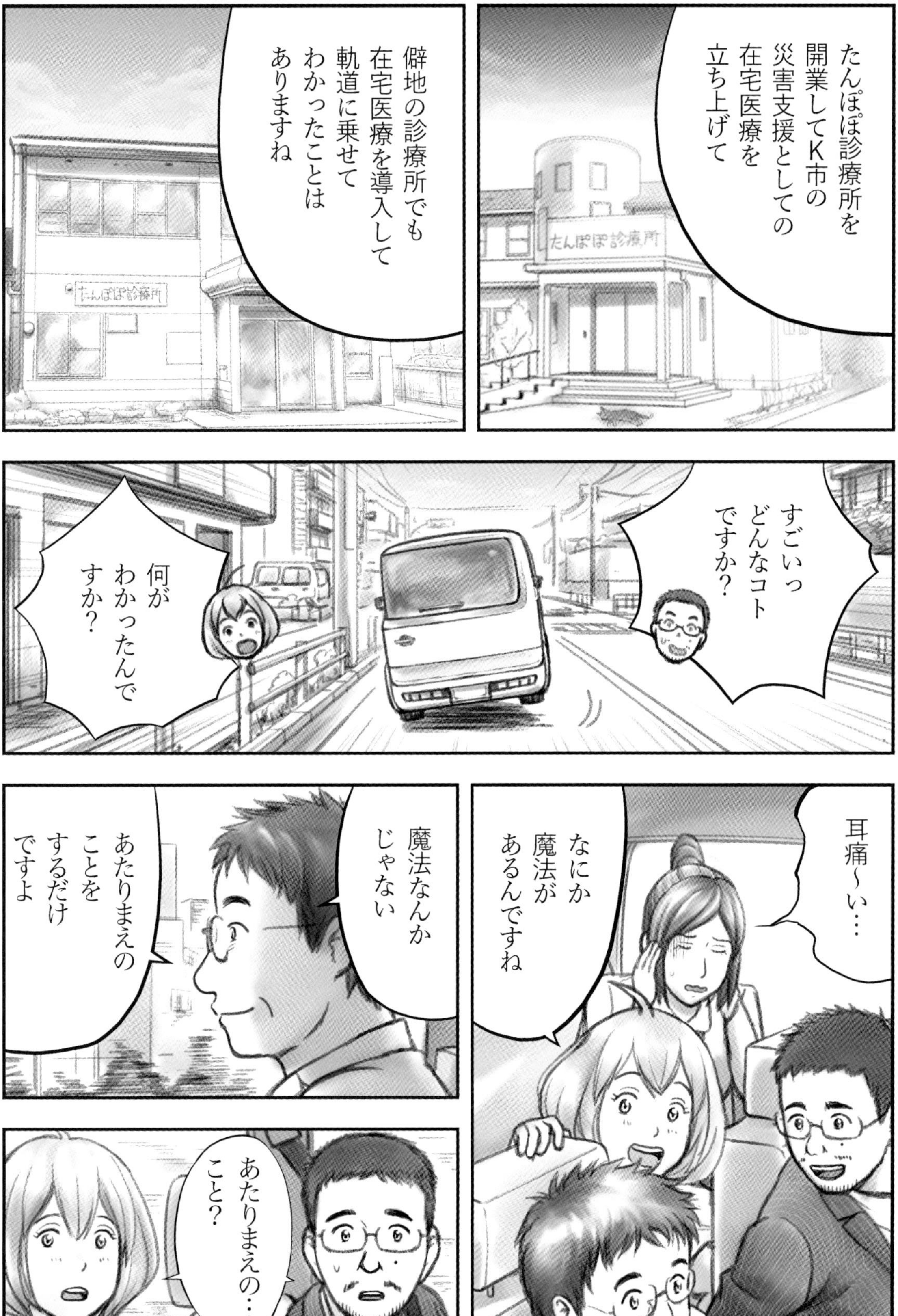
たんぽぽ診療所を開業してK市の災害支援としての在宅医療を立ち上げて
たんぽぽ診療所
僻地の診療所でも在宅医療を導入して軌道に乗せてわかったことはありますね
たんぽぽ診療所
すごいっどんなコトですか？
何がわかったんですか？
耳痛～い…
なにか魔法があるんですね
魔法なんかじゃない
あたりまえのことをするだけですよ
あたりまえの…こと？

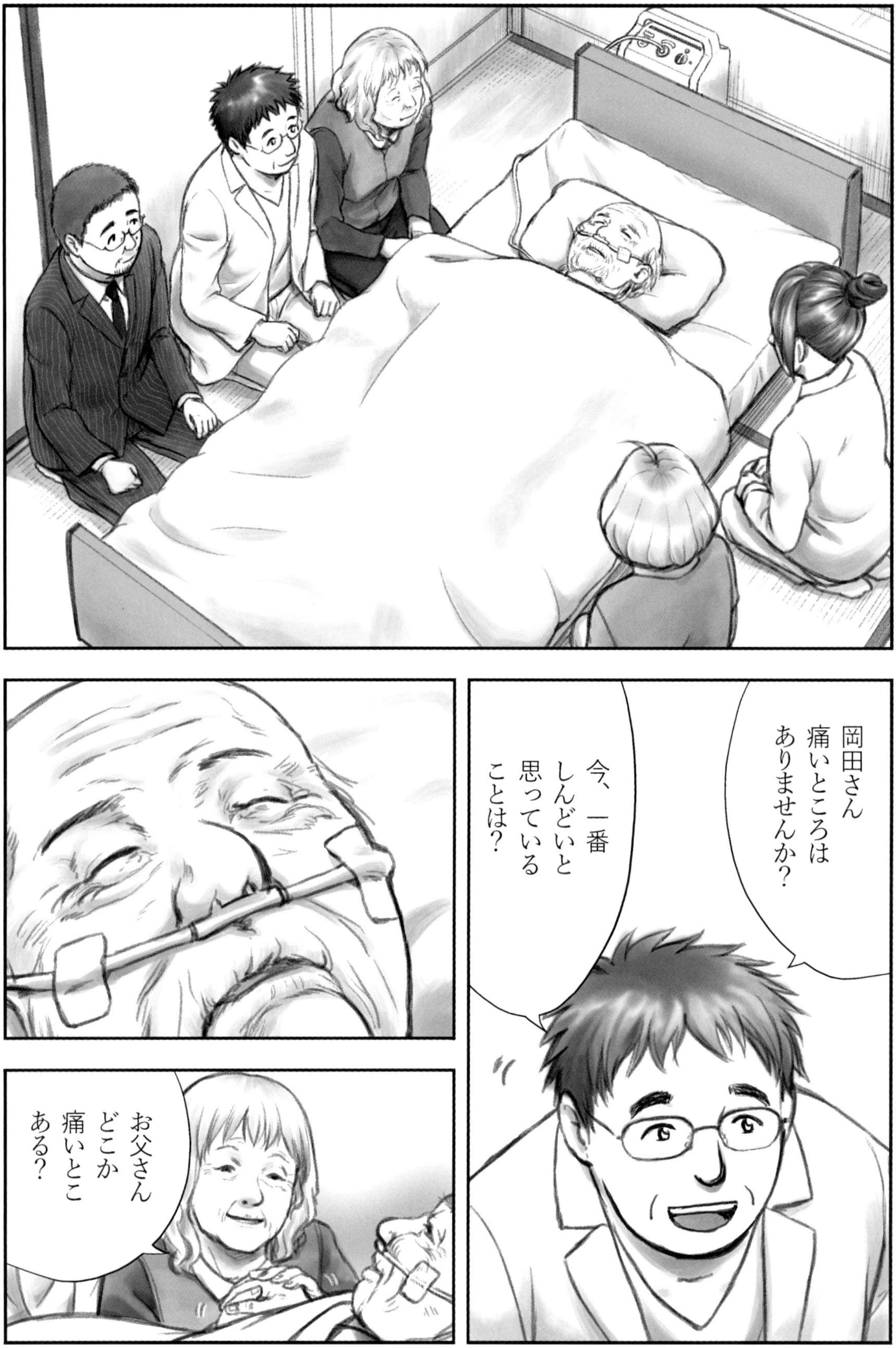
岡田さん痛いところはありませんか？
今、一番しんどいと思っていることは？
お父さんどこか痛いとこある？

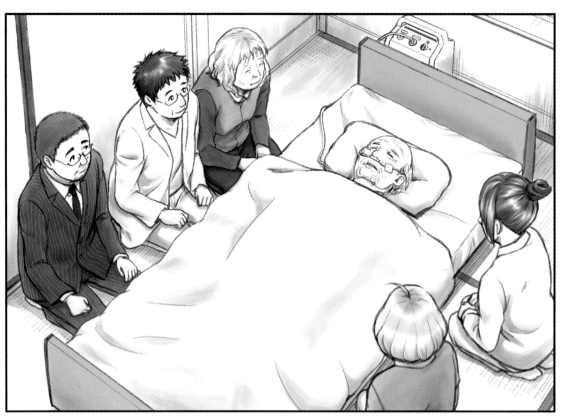

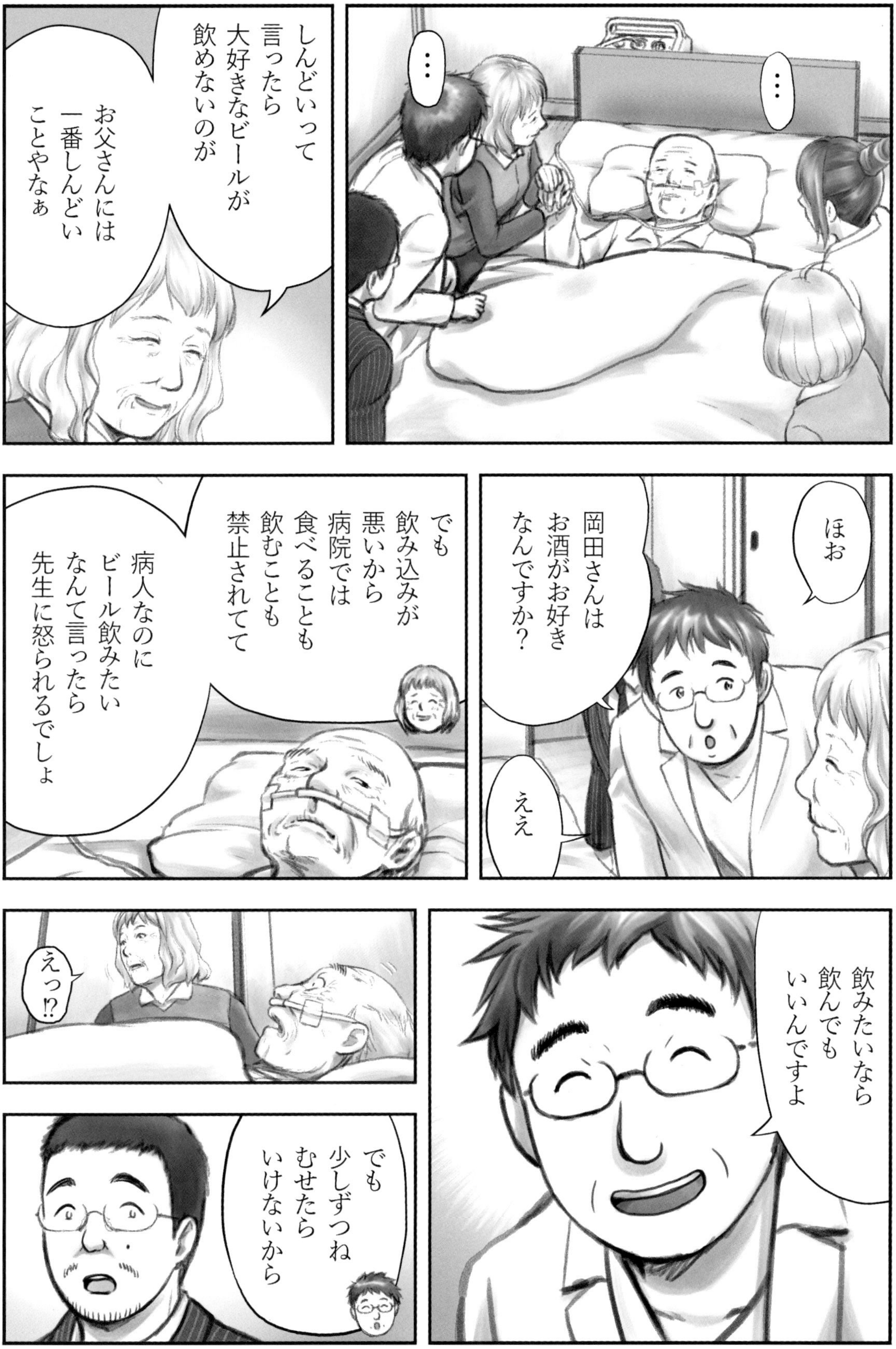
…
…
しんどいって言ったら大好きなビールが飲めないのが
お父さんには一番しんどいことやなぁ
ほお
岡田さんはお酒がお好きなんですか?
ええ
でも飲み込みが悪いから病院では食べることも飲むことも禁止されてて
病人なのにビール飲みたいなんて言ったら先生に怒られるでしょ
飲みたいなら飲んでもいいんですよ
えっ⁉
でも少しずつねむせたらいけないから

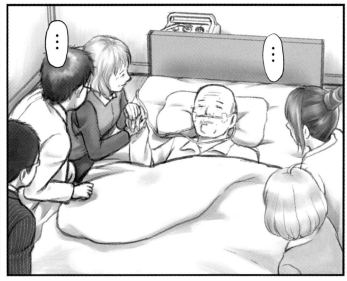

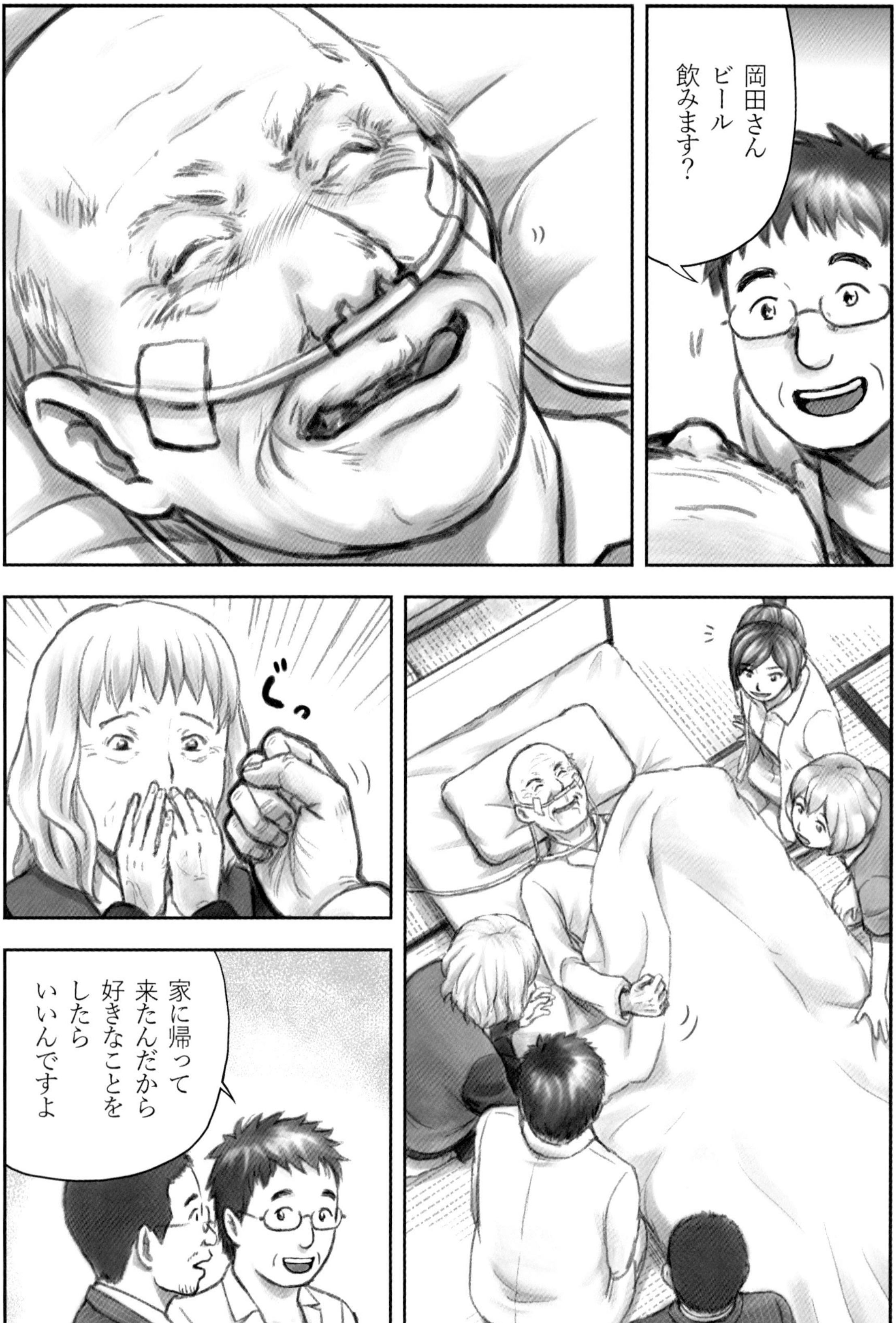

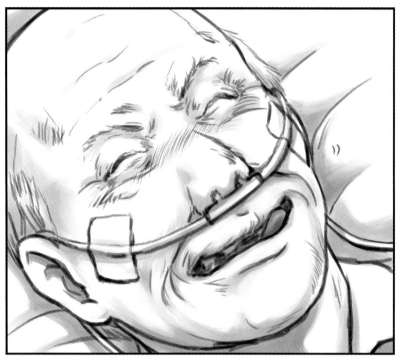

岡田さん
ビール
飲みます?
ぐっ
家に帰って
来たんだから
好きなことを
したら
いいんですよ

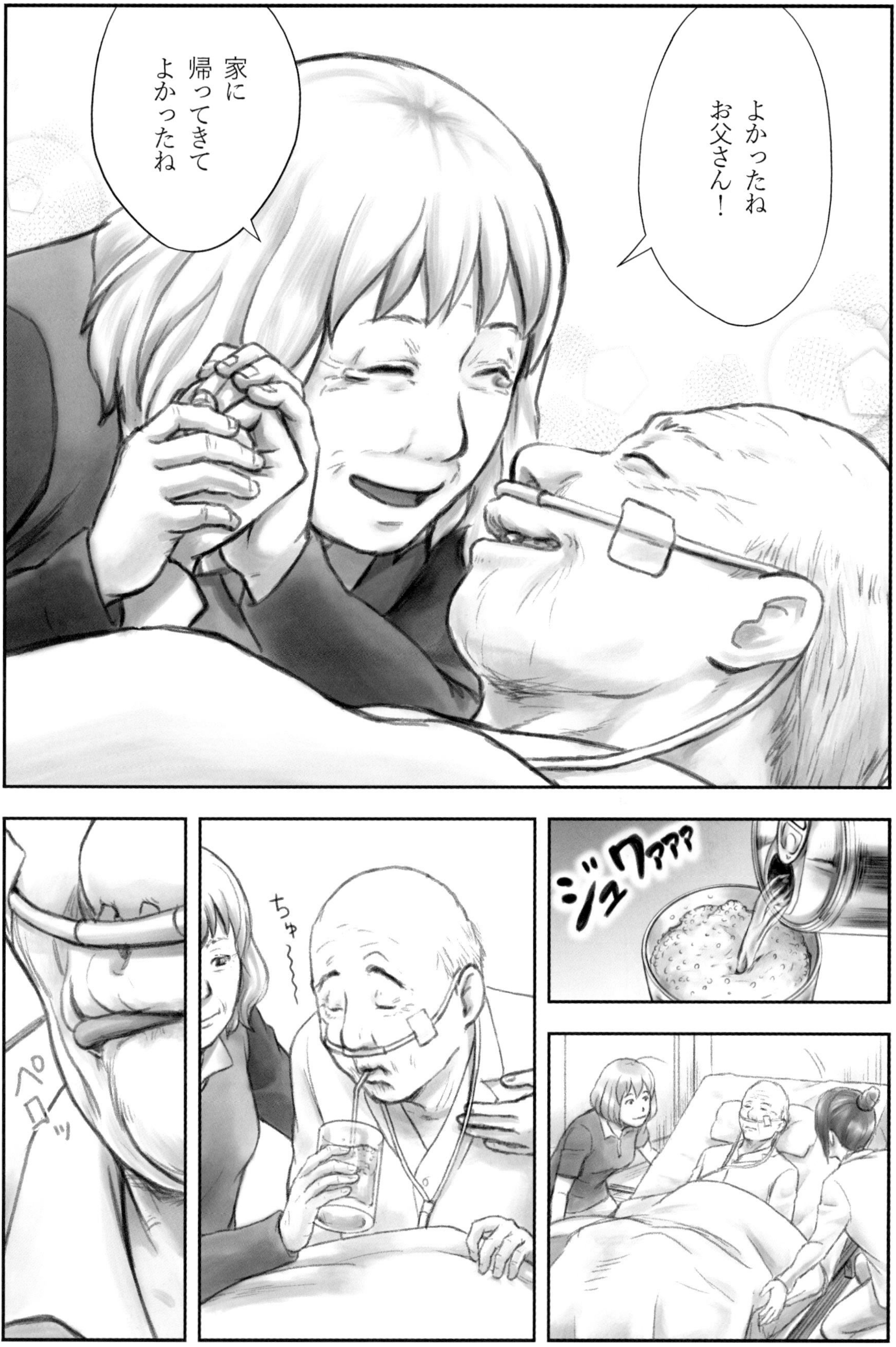
よかったね
お父さん！
家に
帰ってきて
よかったね
ジュワァァァ
ちゅ〜〜〜
ペロッ

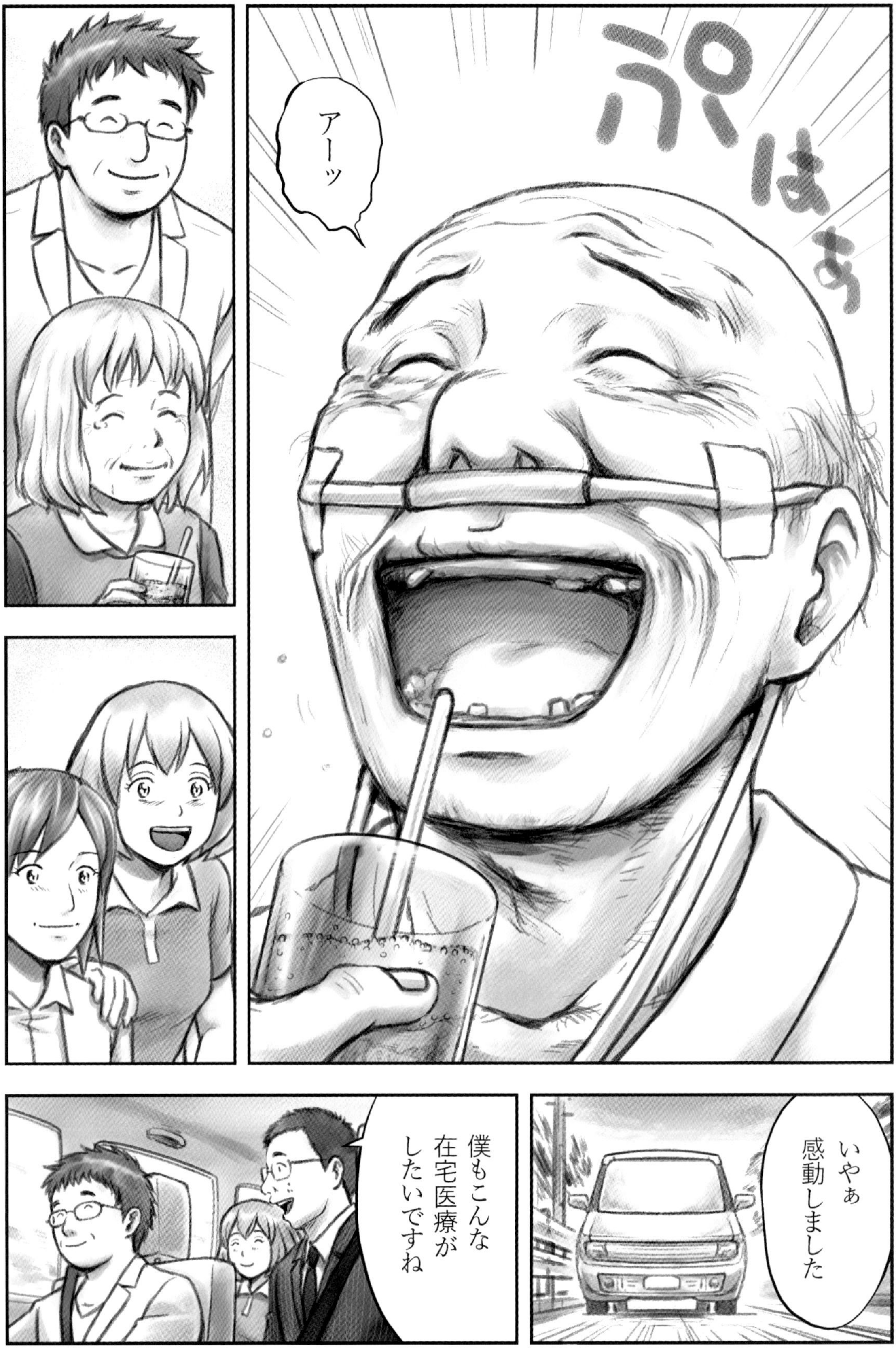
ぷはぁ
アーッ
いやぁ感動しました
僕もこんな在宅医療がしたいですね

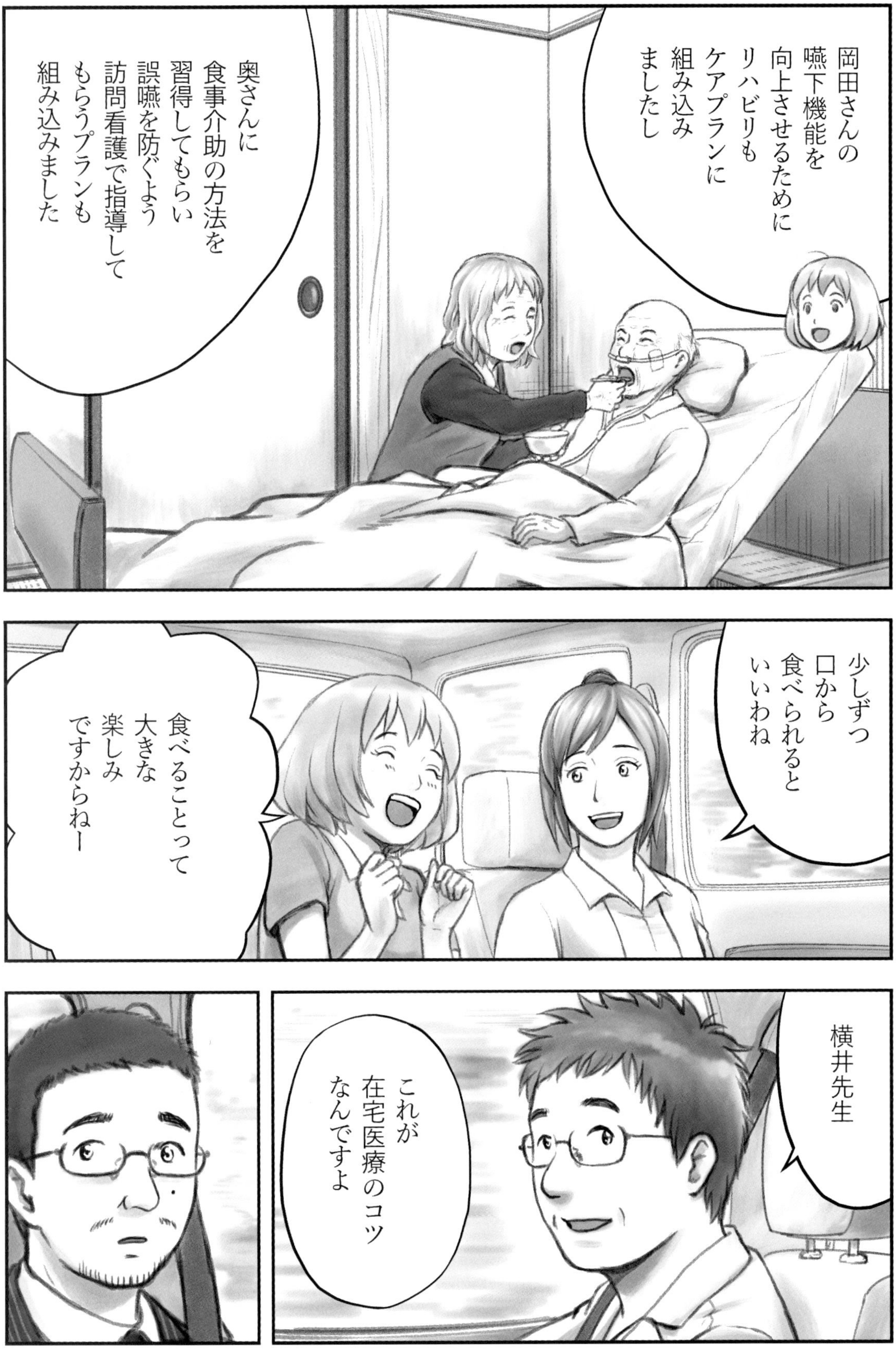
岡田さんの嚥下機能を向上させるためにリハビリもケアプランに組み込みましたし
奥さんに食事介助の方法を習得してもらい誤嚥を防ぐよう訪問看護で指導してもらうプランも組み込みました
少しずつ口から食べられるといいわね
食べることって大きな楽しみですからねー
横井先生
これが在宅医療のコツなんですよ

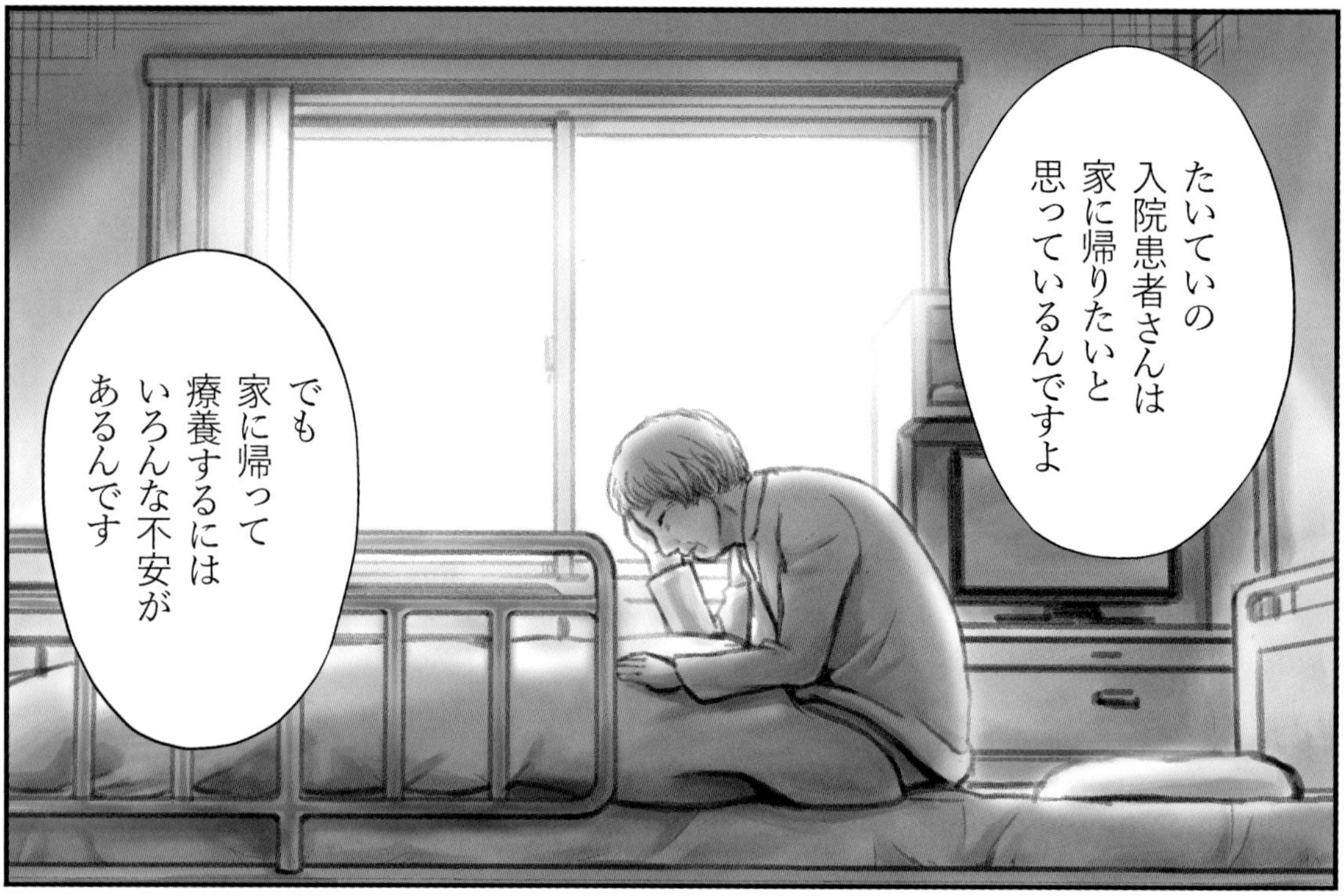
たいていの入院患者さんは家に帰りたいと思っているんですよ
でも家に帰って療養するにはいろんな不安があるんです

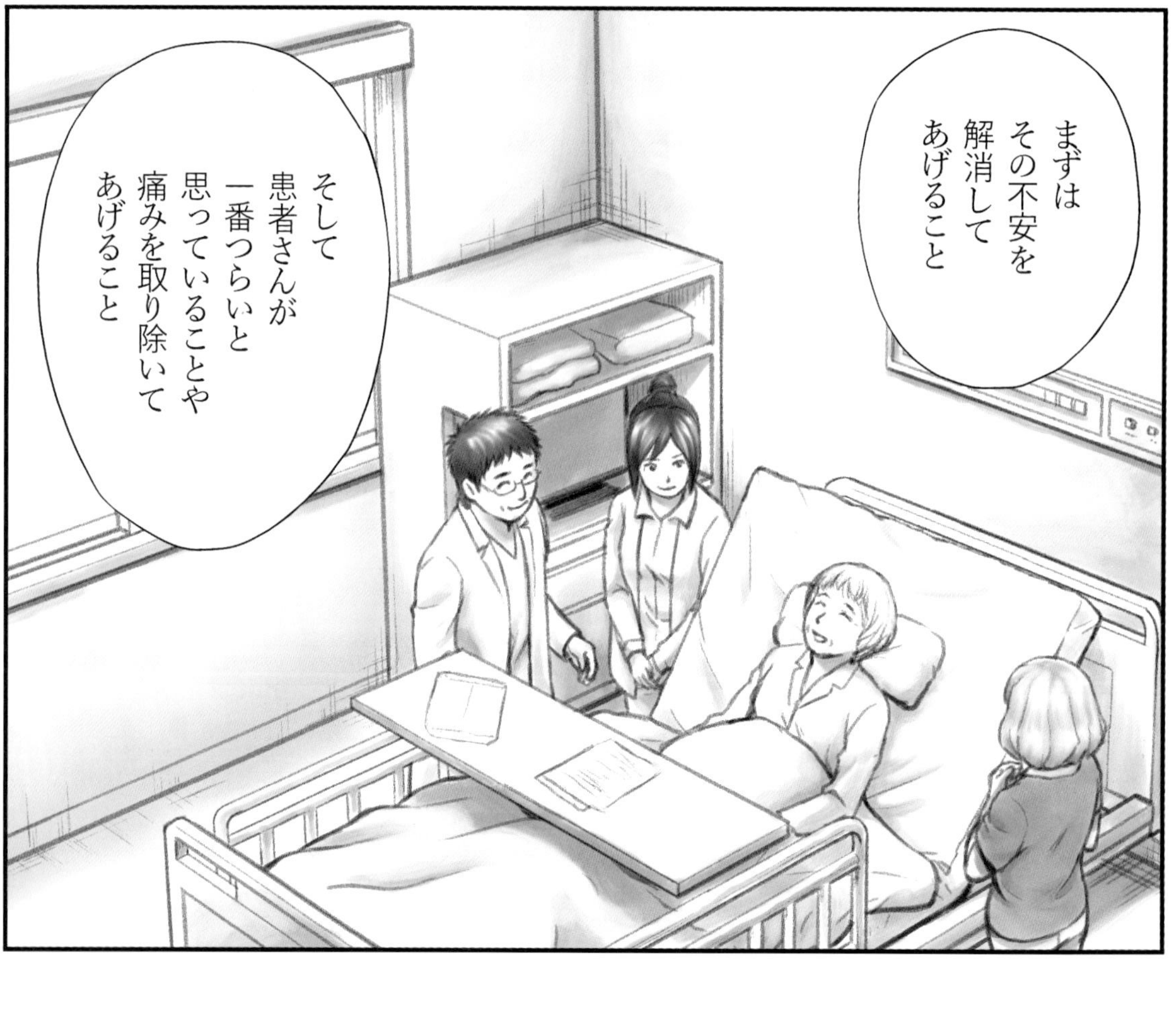
まずはその不安を解消してあげること
そして患者さんが一番つらいと思っていることや痛みを取り除いてあげること

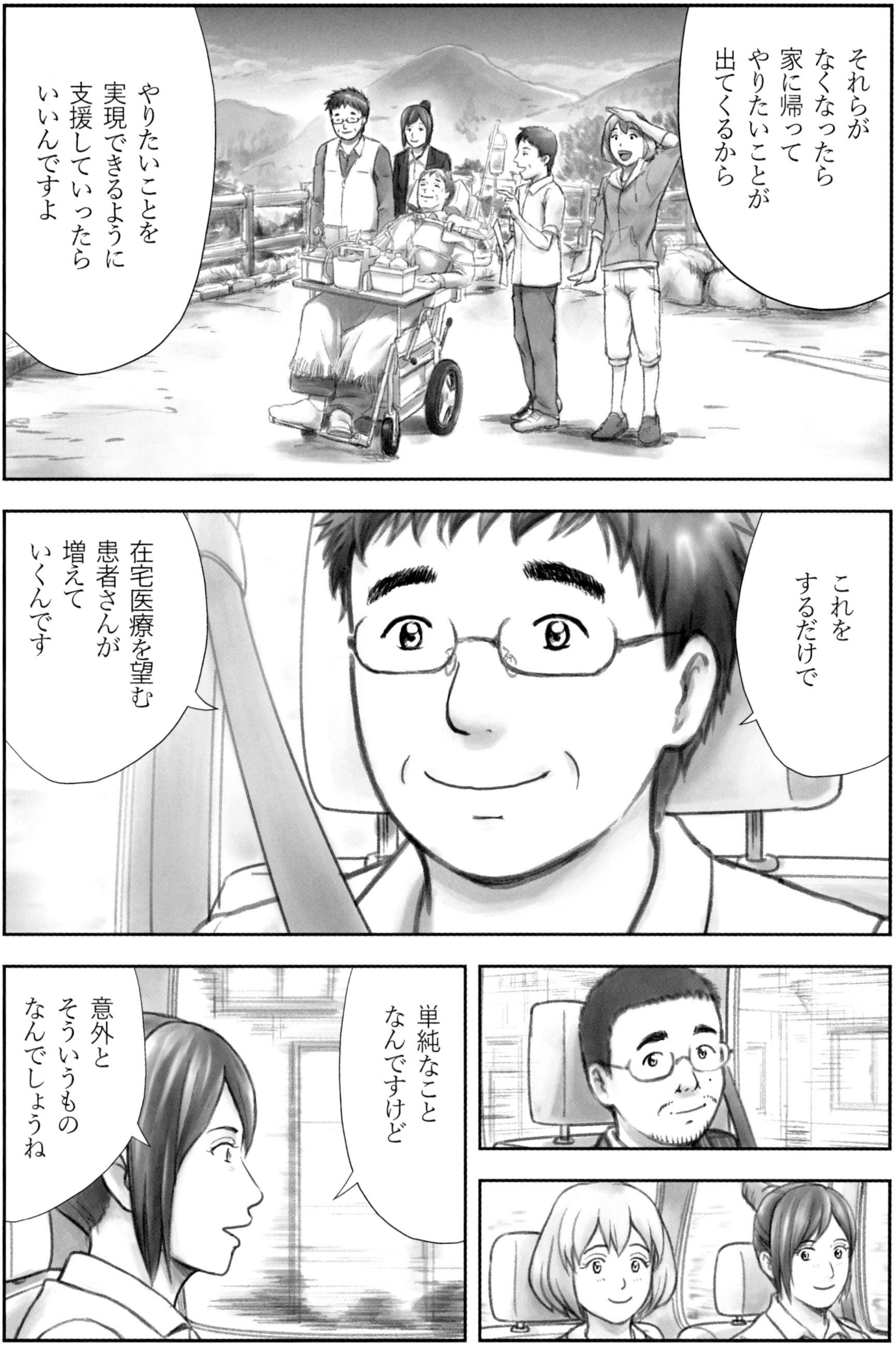
それらが なくなったら 家に帰って やりたいことが 出てくるから
やりたいことを 実現できるように 支援していったら いいんですよ
これを するだけで
在宅医療を望む 患者さんが 増えて いくんです
単純なこと なんですけど
意外と そういうもの なんでしょうね

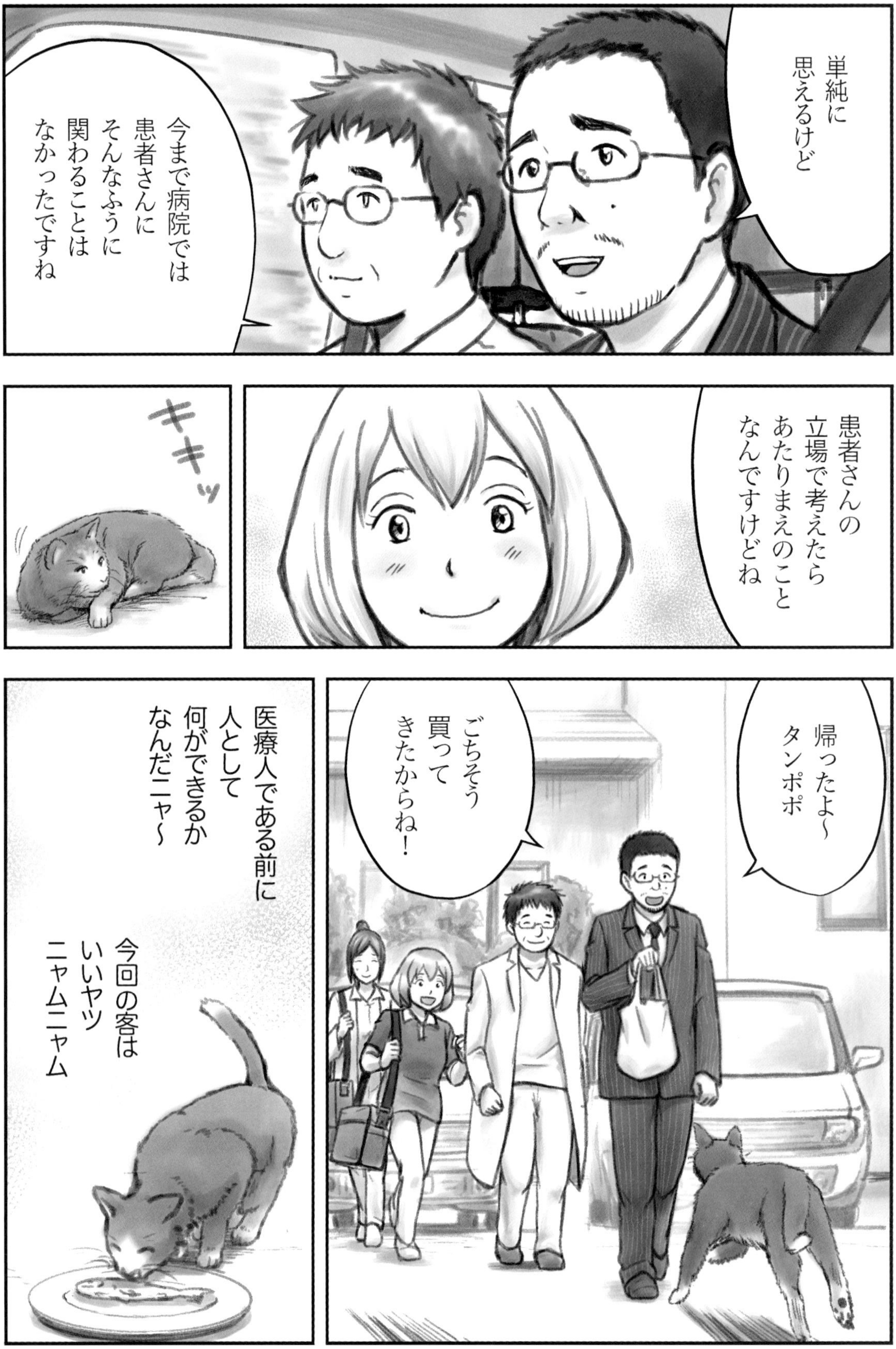
単純に思えるけど
今まで病院では患者さんにそんなふうに関わることはなかったですね
患者さんの立場で考えたらあたりまえのことなんですけどね
キキッ
帰ったよ〜タンポポ
ごちそう買ってきたからね!
医療人である前に人として何ができるかなんだニャ〜
今回の客はいいヤツニャムニャム

医療には、
Doingのものと
Beingのものがあると考えます。
在宅医療では、
もちろん
Beingを目指します。
患者や患者家族とともに
泣いたり、笑ったりするのです。

第3章 理念

在宅医療の質は
理念×システム×人財
で決まる！

Doingの医療とBeingの医療

治療優先の医療だけが患者の望みなのか

日本人の平均寿命が世界一になるほど延びたこともあってか、寿命の長さもさることながら、最期までどう生きるのか、生きたいのかを考える人が多くなってきたように思います。自分の最期をどうして欲しいのかを書き残すエンディングノートが話題になるのも、その現れの一つでしょう。

命の尽きるまで治療を受けたいと願う人がいる一方で、延命治療は受けたくないと考える人もいます。私は、入院か在宅医療かを迷っている終末期の患者には、次のような質問をします。「あなたは、1分でも1秒でも長く生きたいですか？　それとも、楽になることを優先したいですか？」と。1分1秒でも長く生きたいなら、入院を勧め、楽になることを優先したいなら在宅医療を勧めます。人生の最後をどう過ごしたいかで、勧める医療が違うのは、同じ医療であっても目指すものが違うからです。私はそれをDoingとBeingという言葉で説明しています。

話は少し逸れますが、私が医者になった頃は、上級医の先生から「患者が亡くなっても、ご家族の前で泣いてはいけない」と教えられました。理由は、家族が一番つらいのだからということでしたが、今思うと、それは医者と患者家族との間にあえて一線を引くことであり、当時の医師にはそれが必要だったのかもしれません。それはDoingの医療だったと。今、振り返って思います。

Ｄｏｉｎｇは「治し、施す医療」、Ｂｅｉｎｇは「支え、寄り添う医療」。

在宅医療は Ｂｅｉｎｇの医療

Ｄｏｉｎｇの最たるものは救命救急です。患者の命を救うために治療を行い、投薬をする。患者のケガや病気を治すことが最優先で、時間との戦いです。「最期はどこで過ごしたいですか？」「延命治療は希望されますか？」と患者に尋ねる時間も惜しいほどに緊迫しています。

そして、患者の命を救うためには、ときには冷徹さも必要となり、観察者として患者を見守る立場でなければなりません。Ｄｏｉｎｇの医療とは、「治し、施す医療」と言えます。

それに対して、Ｂｅｉｎｇの医療とは「患者を支え、寄り添う医療」を意味します。在宅医療はまさにそう。治せない病気や障がい、老衰で介護が必要になった人を支えるための医療です。病気や老化は治せなくても、身体を楽にすることはできます。身体が楽になってきたら、やりたいことが出てくるものです。患者のやりたいことができるように支え、応援するのも在宅医療の役目です。

やりたいことがあって、それができるとなると毎日の生活にも張りが出ます。患者の顔つきが変わり、目の輝きが増せば、家族は家に連れて帰ってよかったと幸せな気持ちになります。そんな患者や家族の姿を見て、一緒に喜ぶことがＢｅｉｎｇ「支え、寄り添う医療」だと考えます。

今後はニーズを増す Ｂｅｉｎｇの医療

Ｂｅｉｎｇの医療が良くて、Ｄｏｉｎｇの医療は悪いということでは決してありません。治療が必要な患者には、迅速で適切な治療を施す医療が何より大事。ＤｏｉｎｇとＢｅｉｎｇのどちらかではなく、どちらも必要なのです。

治療することだけを目指して発展してきた日本の医療ですが、最期までよりよく、自分らしく生きたいと願う人が増えている今、患者の人生や生活をも視野に入れた医療支援が求められる時期が来ていると思います。

団塊の世代が後期高齢者になる２０２５年頃から、日本は多死社会を迎えると言われています。今まで同様に「亡くなるときは病院で」という医療を続けていては病床が不足し、毎年60万もの人に「死に場所」がないという事態が訪れると予測されています。それを回避する鍵となるのが在宅医療です。Ｂｅｉｎｇの医療は、これからさらに必要とされるでしょう。

ところで、私は職員には、「患者さんが亡くなって悲しいときは、泣いていいよ」と言っています。医療者という立場を越えて、一人の人間として患者と家族に寄り添い、接してきたからこその悲しみです。それを隠す必要はないと、在宅医である今の私は思います。

第3章 システム

在宅医療の質は理念×システム×人財で決まる！

在宅医療の興し方

３カ所の地で在宅医療を興してわかったこと

私は２０００年に愛媛県松山市で県内初の在宅医療専門となる「たんぽぽクリニック」を開業した後、東日本大震災時には、災害医療支援としての「気仙沼巡回療養支援隊」の結成に関わり、市の財政難で閉鎖を余儀なくされた僻地診療所を借り受けて「たんぽぽ俵津診療所」を開設しました。いずれの地も、当時は「在宅医療は成功しない」と言われていた地域です。

県庁所在地、被災地、過疎地とそれぞれ特性の異なる地で在宅医療を立ち上げ、軌道に乗せてわかったことがあります。それは、在宅医療を立ち上げ、軌道に乗せるための方法、いわば「在宅医療の興し方」は、どんな環境や場所であろうと、同じであるということです。

それらを集約すると右表の６つのポイントになります。①については、本書の50ページの「24時間対応のシステムと連携方法～疲弊しないシステム　たんぽぽ方式～」で解説していますので、そちらをご覧ください。

②から⑥については、次ページから順に解説していきます。

在宅医療を興すための6つのポイント

1. 在宅医療のシステムを構築する（P50-52にて解説）
2. 在宅医療のニーズを拾い出す
3. 在宅医療のニーズを広げる
4. 院外との連携とネットワークの構築
5. 地域資源を育てる
6. 「生き方と逝き方」を提案する

❷ 在宅医療のニーズを拾い出す

**どんな地域でも、
在宅医療のニーズは必ずあります。
ニーズがないと言われるのは、在宅医療のことを知らないから。
まずは、患者とつながっている専門職に対して
「在宅医療の認知活動」を行いましょう。**

退院後に自宅での療養が必要だからという理由だけでなく、加齢に伴い通院が困難になって、在宅医療が必要となるケースもあります。そう考えると高齢化の進んだ地域では、在宅医療のニーズがとても高いはずです。しかし、「ニーズがない」と言われる場合は、高齢化した地域や患者のニーズに応える医療が提供できているのかどうかを考え直す必要があります。仮にしっかり実践できているなら、その活動が地域に認知されていないのかもしれません。そういった場合は、「在宅医療の認知活動」を行いましょう。医師自ら出かけ、自分がどんな理念を持って在宅医療を実践しているのかを伝えるのです。

活動先は、もちろん患者を紹介してくれるところ。ケアマネジャーや訪問看護ステーション、そして急性期病院の地域連携室です。ケアマネジャーは比較的安定した患者、地域連携室は重症患者の紹介が主となるため、特性に合わせた説明が必要です。

また、医療保険の訪問看護の利用や、訪問診療の頻度が適切かどうか、たとえば、看取り期に患者や家族が不安を感じることがない頻度の診療を行うことは在宅医療のレベルを上げ、ニーズを広げます。さらに、グループホームや特定施設への訪問診療を行うことで、重症患者の施設利用が可能となり、地域資源の潜在能力を引き出すことにつながります。

**患者の紹介元と
その特性を知る**

病院連携室→重度患者
ケアマネジャー
→状態安定患者
特性を理解した上で、
認知活動を行いましょう。

**医療保険の訪問看護の
メリットを理解し
利用促進する**

医療保険の訪問看護が利用できるようになると、在宅医療のレベルが上がり、ニーズが広がります。

**状況に応じた
訪問頻度と
施設への訪問診療**

患者が必要とし、状態に応じた訪問頻度か再検討しましょう。また、施設への訪問診療は、地域の在宅療養のレベル向上につながります。

在宅医療のニーズを拾い上げたら、次はそのニーズを広げていきましょう。認知活動を通じて出会ったケアマネジャーや訪問看護師、病院の地域連携室の担当者に在宅医療でどんなことができるのかを理解してもらうのです。

ケアマネジャーも病院連携室の担当者も、在宅医が在宅療養患者に対してどんなことができるのかを驚くほどに知りません。自宅であっても、疼痛コントロールが病院と遜色なくできるということすら、知らない人が多いのです。

在宅医が患者の家でできること、そして在宅医が介入することで患者と家族がどれだけ安心して自宅で過ごせるかということを、相手がイメージできるまで伝えてください。そうすることで、ケアマネジャーや連携室担当者が、「この人は在宅医療の適用外」と考えていた患者への見方が、「在宅医に入ってもらった方がいいかもしれない」に変わり、患者紹介につながるのです。

とはいえ、まんがの中でたんぽぽ先生が言っているように、結局は一人一人の患者をしっかり診ていくことが、次の患者につながっていきます。

認知活動で出会った人、縁があって自院の患者になった人、出会った一人一人を大切にしていくことが、遠回りのようで確実に在宅医療を望む患者を増やしていく王道だと思っています。

在宅医療で何ができるのか…
ほとんどの専門職は、実はよく知りません。
在宅医ができること、介入することで、患者や家族がどれほど安心して自宅で過ごせるようになるのかを相手がイメージできるまで伝えましょう。

③ 在宅医療のニーズを広げる

① 認知活動やホームページ、社会活動を通じて自院の認知度を上げる。

② カンファレンスや認知活動を通して出会った人からネットワークを広げていく。

③ 一人一人の患者をしっかり診ていくことが結局のところは、王道である。

④ 院外との連携とネットワークの構築

**病院や地域との連携、
医療や介護の専門多職種との
ネットワークをつくるには、「顔の見える関係」になるのが一番。
カンファレンスには積極的に参加しましょう。**

ネットワーク作りの第一歩は、会って話すこと。

退院患者を在宅患者として受け入れる場合には必ず退院前カンファレンスを入院先の病院で開いてもらいましょう。そのカンファレンスには、患者本人・家族、病院主治医、担当看護師だけでなく、ケアマネジャーや訪問看護師、ヘルパー事業所や福祉用具事業所など、在宅療養で関わることになる各専門スタッフにも参加してもらいます。そうすれば、患者・家族、そして在宅療養を支える側の初顔合わせができます。

在宅医だけでなく、在宅療養を支える専門職も参加することで、患者の状態や今後の治療方針等の情報を共有することができます。

リスク分散と地域のレベル向上の視点からも、連携できる事業所は複数持ちましょう。神経難病患者やターミナル期の患者などの重症患者に、1日に複数回の訪問看護が必要となったときに、1事業所では対応できない場合があります。そんな時のためにも、複数の事業所とできるだけ連携することをお勧めします。

連携して診ている患者の症例検討会を、関わっているスタッフ全員で行うことも、お互いの信頼を深める機会になります。さらには、地域の専門職を対象とした多職種連携の会や研修会を実施するようになれば、参加者にも喜ばれ、自院の認知度を上げることにもつながります。

✓	✓	✓	✓
退院時のカンファレンスには積極的に参加する	複数の事業所と連携＆情報を共有しリスクを分散する	重症患者を中心に症例検討会を開催する	地域で定期的な多職種連携の会研修会を実施する

⑤ 地域資源を育てる

地域の在宅医療や介護の専門職のレベルが上がれば、地域の在宅医療のニーズも上がります。地域とともに成長していきましょう。

第1章のシステムでも述べましたが、地域の在宅医療へのニーズを高めるには、まず、在宅療養に携わる医療者や介護専門職のレベルを向上させることです。前項で説明したように、連携先と症例検討会や研修会等を定期的に行えば、地域の人材育成、地域資源を育てることにつながります。

その上で、患者の生き方に向き合う在宅医療ならではの医療の在り方を普及すれば、多職種と連携して、より質の高い在宅医療・療養が提供できるでしょう。

また、その医療に興味を持つ若い人材を育てる教育・研修機能を強化することで、人材が集まります。

さらに地域の資源を大きく育てたいと思うのならば、自分たちの活動や理念を思い切って、全国レベルで発信することです。それにより、さまざまな反応が返ってきます。自分たちにとってはあたりまえの取組みが先進的であったり、逆に他地域から見れば遅れている取り組みもわかってきます。他地域に比べて不足している社会資源を自院で補完すれば、地域づくりに一役かうことができます。

そして、全国の同志とも交流でき、そこで生まれる新しい取り組みが、行政や医師会、学会の意識を変え、国の政策に影響を与えることも不可能ではないのです。

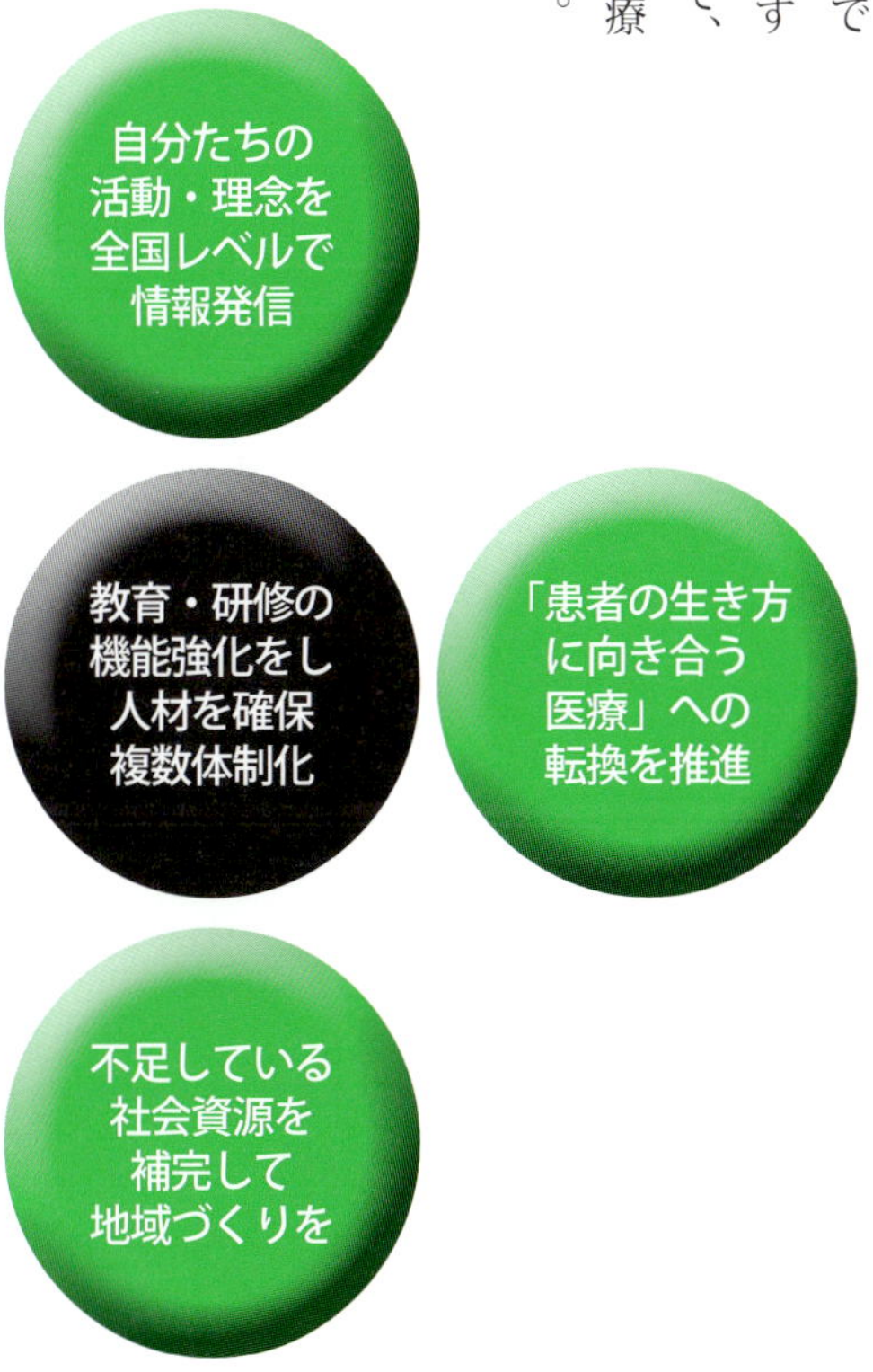
自分たちの活動・理念を全国レベルで情報発信
教育・研修の機能強化をし人材を確保複数体制化
「患者の生き方に向き合う医療」への転換を推進
不足している社会資源を補完して地域づくりを

❻「生き方と逝き方」を提案する

**一人一人の患者の生き方に向き合った在宅医療を提供する。
患者がその人らしく、
最期までよりよく生きられるための支援をするのが私たちの役目。**

今までは連携先や地域に向けた取り組みを紹介しましたが、最後は患者への取り組みです。

患者に「生き方と逝き方」を提案するとは、何か状況が変わるたびに、患者が選び得る選択肢と、それを選択した場合のメリット・デメリットを説明した上で、患者・家族と一緒に自分たちも悩み、患者・家族に選択してもらうという取り組みです。

まず、一人一人の患者がどのような人生観・価値観を持っているのかを理解すること、患者の生き方に向き合う必要があります。その上での選択肢の提案となるのですが、ただ提案し、患者が選択したものを実施するのではなく、選択に至るまでの苦悩を患者・家族と自分たちも共有するのです。家族があとから「あれでよかったのか」と悩んだとしても、「あんなに一緒に悩んで出した答えだから、よかったんですよ」と言ってあげられるように。

そこまでの覚悟を持って「生き方と逝き方」を提案する。それが、寄り添う医療、在宅医療だと私は思っています。

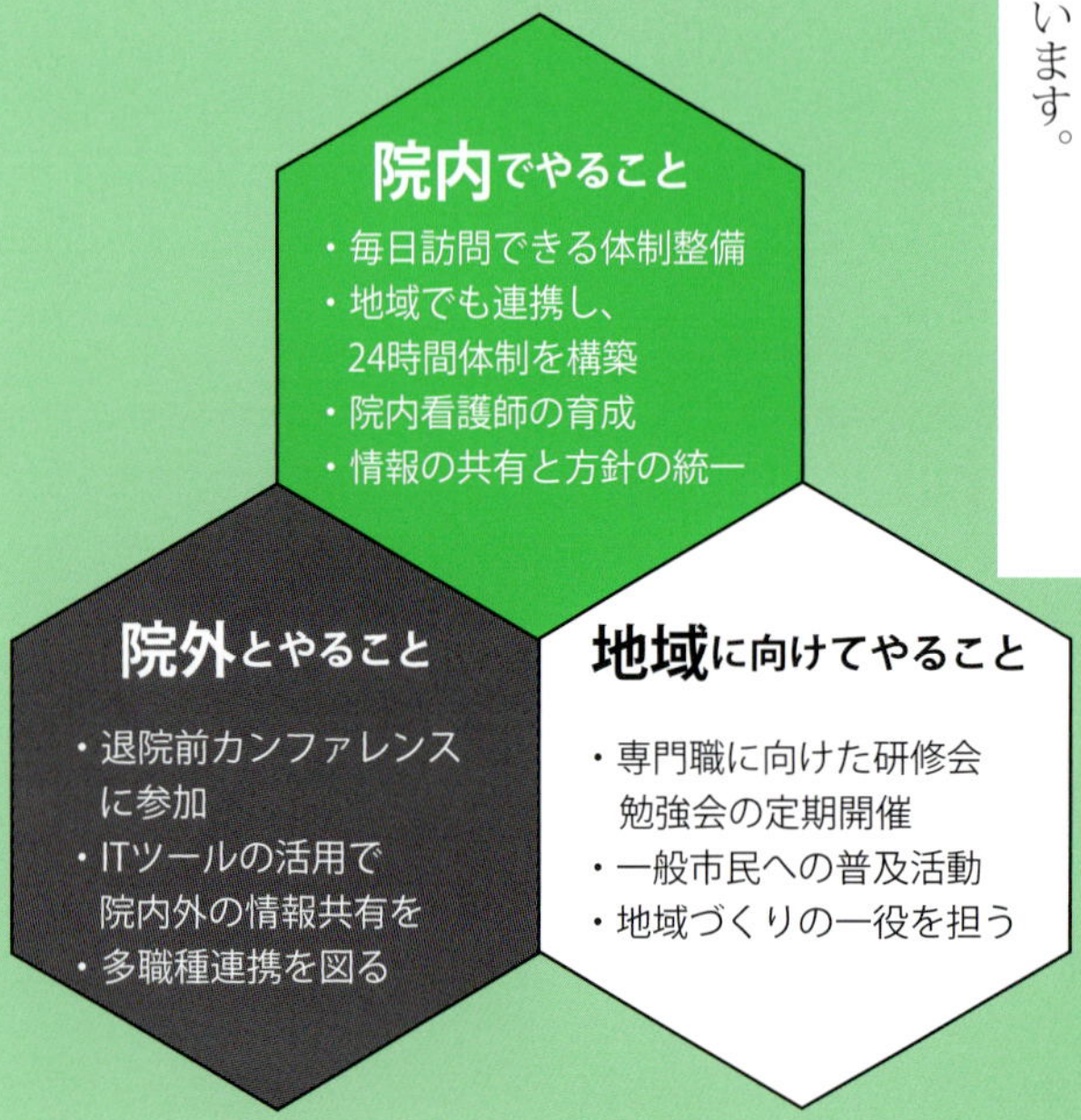
院内でやること
・毎日訪問できる体制整備
・地域でも連携し、24時間体制を構築
・院内看護師の育成
・情報の共有と方針の統一
院外とやること
・退院前カンファレンスに参加
・ITツールの活用で院内外の情報共有を
・多職種連携を図る
地域に向けてやること
・専門職に向けた研修会勉強会の定期開催
・一般市民への普及活動
・地域づくりの一役を担う

**在宅医療の興し方の6ポイントを
「院内でやること」
「院外とやること」
「地域に向けてやること」の
3つの視点で考えると
こうなります**

第４章　初級者のための在宅医療制度講座
制度の知識最初の一歩（P78～83）

2022年度診療報酬改定の詳しい内容については、「たんぽぽ先生の在宅報酬算定マニュアル第7版」をご参照ください。

第4章

初級者のための在宅医療制度講座

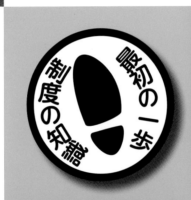

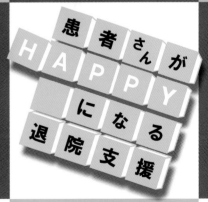

診療報酬の構造がわかると制度がわかる!!

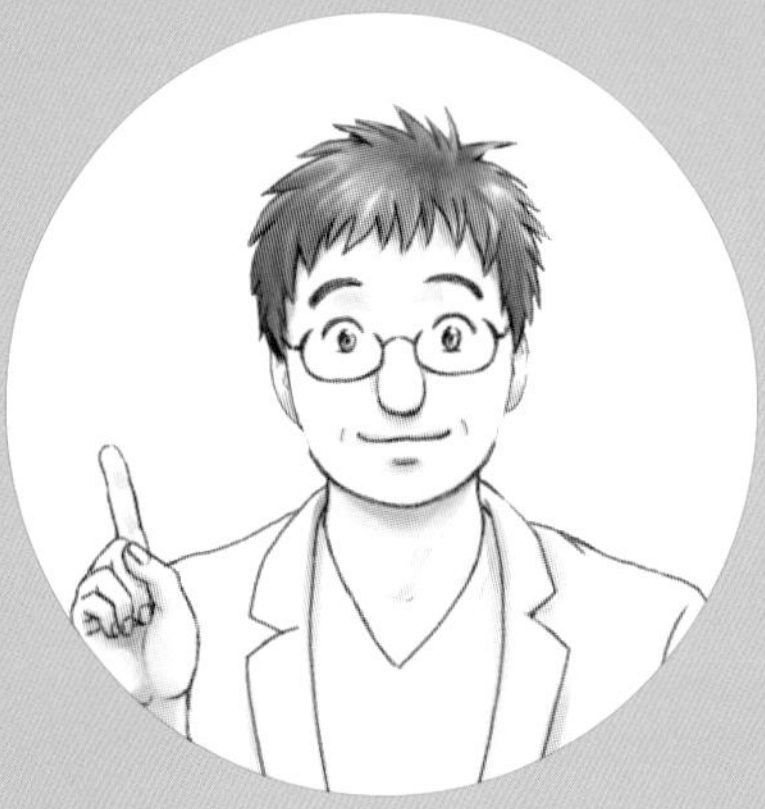

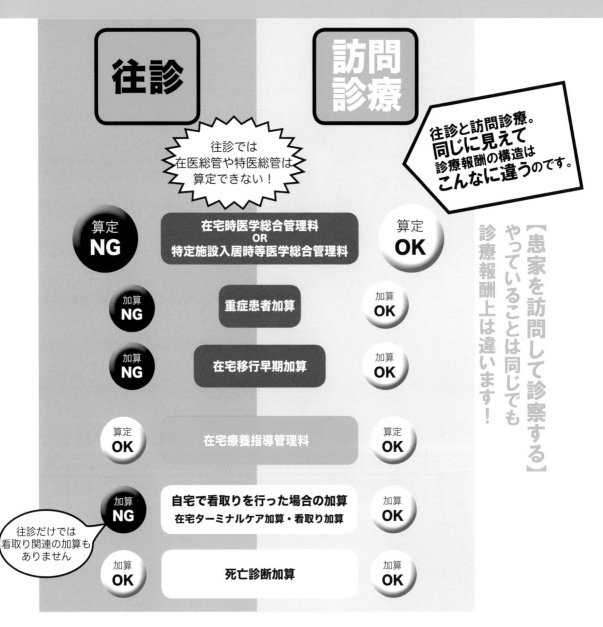

往診		訪問診療
算定 NG	在宅時医学総合管理料 OR 特定施設入居時等医学総合管理料	算定 OK
加算 NG	重症患者加算	加算 OK
加算 NG	在宅移行早期加算	加算 OK
算定 OK	在宅療養指導管理料	算定 OK
加算 NG	自宅で看取りを行った場合の加算 在宅ターミナルケア加算・看取り加算	加算 OK
加算 OK	死亡診断加算	加算 OK

往診では在医総管や特医総管は算定できない！

往診だけでは看取り関連の加算もありません

往診と訪問診療。同じに見えて診療報酬の構造はこんなに違うのです。

【患家を訪問して診察する】やっていることは同じでも診療報酬上は違います！

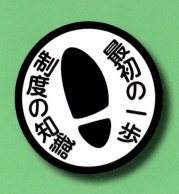

最初の一歩 制度の知識

在宅医療の制度の勉強をしても
少しも頭に入らない…
自分では勉強したつもりでも
全国在宅医療テストでは点数が取れない…

その悩みの原因の一つに
「診療報酬の構造が見えていない」
「全体像が見えていない」ことがあります。
最初の一歩として
まずは診療報酬の構造を見ていきましょう。

診療報酬には「構造」があります。その構造を理解せずに、ただやみくもに用語を暗記しても、全国在宅医療テストで点が取れないばかりか、制度の知識として仕事でも活かせません。

しかし、一つ一つの報酬や加算の構造、つながりがわかると、整理されて急速に制度への理解が進みます。

診療報酬の構造は「基本の報酬＋加算」

基本報酬という土台があって、その上に加算が積み重なるイメージですが、加算を算定するには、ルールがあります。

まずは構造と簡単なルールを覚えましょう。ルールの詳しい解説は、拙著「たんぽぽ先生の在宅報酬算定マニュアル（日経ＢＰ社）」をご覧ください。

訪問診療と往診の違いをまずはマスターしよう！

患者宅や施設に訪問して診療をした際に算定できるものには「在宅患者訪問診療料」と「往診料」があります。

この違いはわかりますか？

患者宅や施設を定期的、計画的に訪問して診療を行うことが**「訪問診療」で、在宅患者訪問診療料を算定します。**

患者の要望に応じて、その都度訪問して診療を行うのが**「往診」で、往診料を算定します。**

・毎週火曜日の午前10時に訪問しますとあらかじめ伝えて行うのが、**訪問診療**。
・「熱があるので診に来てください」と患者宅から連絡を受けて行うのが**往診**です。

訪問診療も往診も、患家を訪問して診療をするという行為は同じですが、訪問診療を月２回以上行うと、在宅時医学総合管理料や特定施設入居時等医学総合管理料が算定できます。往診だけを月２回以上行っても、在宅時医学総合管理料（在医総管）や特定施設入居時等医学総合管理料（特医総管）は算定できないのです。

このように、基本となる報酬によって、さらに算定できる報酬や加算が違います。

在宅医療の制度の知識の最初の一歩として、まずは「訪問診療」と「往診」の違いを完全にマスターしましょう！

その本幹をしっかり理解できれば、あとの枝葉は少しずつ伸びていき、制度の理解が一気に進みます。

さあ、最初の一歩を踏み出しましょう！

在宅患者訪問診療料算定のポイント5

Point 01

訪問回数は週3回まで

通院が困難な在宅療養患者に同意を得て、定期的に訪問診療をした場合に算定できますが、患者1人につき週３回まで。

ただし、「厚生労働大臣が定める疾病等」の場合と急性増悪時は、週４回以上もOK。

Point 02

１医療機関が、１日１回限り算定

１人の患者に対して１つの医療機関の医師の指導管理の下に継続的に行われる訪問診療について、１日１回限り算定。

在宅悪性腫瘍患者共同指導管理料を算定する場合は、２つの医療機関で算定できます。

Point 03

患者の署名付きの同意書が必要

訪問診療を開始する際には、患者や家族などの署名付きの同意書を作成し、診療録に添付する必要があります。

Point 04

※「同一建物居住者」がある

「同一建物居住者以外の場合」と「同一建物居住者の場合」で、在宅患者訪問診療料の点数が異なります。
※同一建物居住者
→p85参照

Point 05

ターミナルケア加算看取り加算がある

ターミナルケア加算、看取り加算が算定できる。

また月２回以上の定期的な訪問診療を行うと在医総管・特医総管が算定可能に。

最初の一歩 制度の知識

Point 01

患家の求めに応じて行う

患家の求めに応じて患家を訪問して診療を行った場合に算定できます。往診の範囲は直線距離で16km以内。

Point 02

1日に2回以上算定できる

往診後に状態が急変するなどにより、患家より求めがあった場合、再び往診してもOK。

Point 03

深夜・夜間の加算がある

18時～翌朝８時は夜間加算が、22時～翌朝６時は深夜加算があります。時間外・休日加算はありません。

Point 04

緊急往診加算がある

標榜診療時間帯に患家から緊急に求められ、急性心筋梗塞、脳血管障害等が予想されて往診を行った場合加算できます。

Point 05

「同一建物居住者」はない

マンションやアパートなどの集合住宅では、それぞれの住居において往診料を算定できます。

往診料 算定のポイント 5

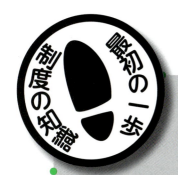

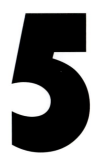

在医総管 特医総管って何？

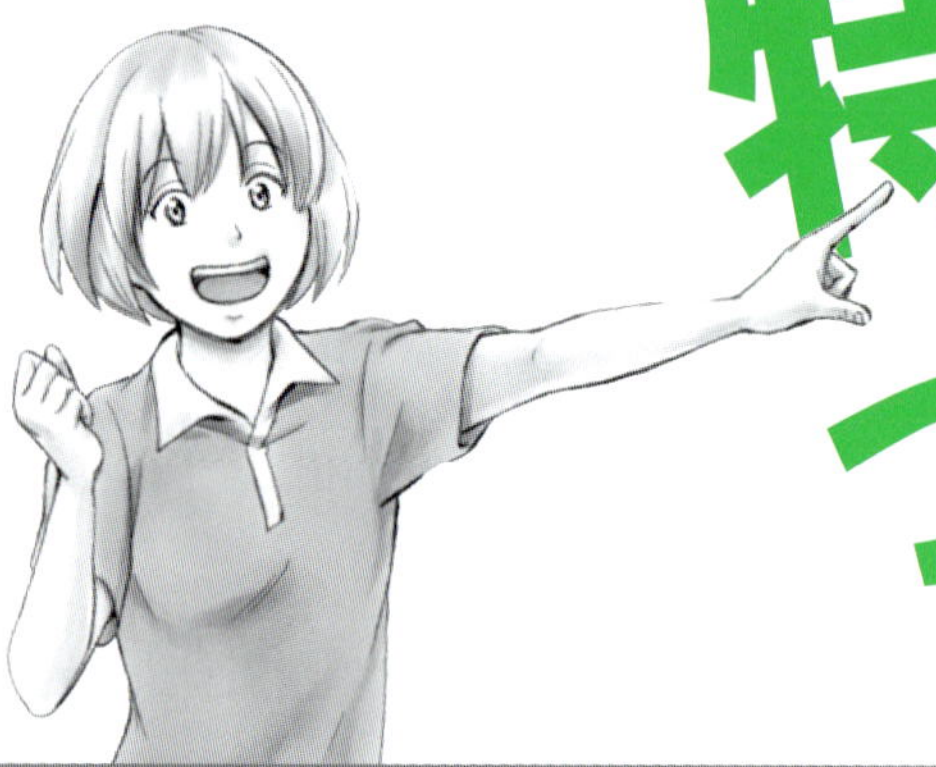

在医総管とは「在宅時医学総合管理料」の、特医総管とは「特定施設入居時等医学総合管理料」のそれぞれ略称です。この報酬は、在宅医療を手がけている医療機関の経営の柱となるほどに高い報酬点数が与えられています。患者さんの負担は増えるのですが、この管理料の算定対象患者が多ければ多いほど、医療機関の経営は安定します。それによって、24時間対応の当番体制を維持し、質の高い在宅医療が提供できたり、治療に必要な物品の購入等が可能になります。

ただ、どんな医療機関でも算定できるわけではありません。診療所または在宅療養支援病院、さらに在宅療養支援病院以外の200床未満の病院が届け出可能ですが、ケアマネジャーや社会福祉士などの配置や在宅医療担当の常勤医師の勤務、他の医療保険・福祉サービスとの連携調整や市町村などへの情報提供に努めるなどの施設基準もあります。

また、在医総管・特医総管には、重症者加算と在宅移行早期加算といった加算があります。

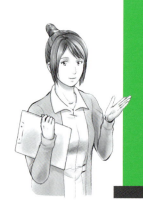

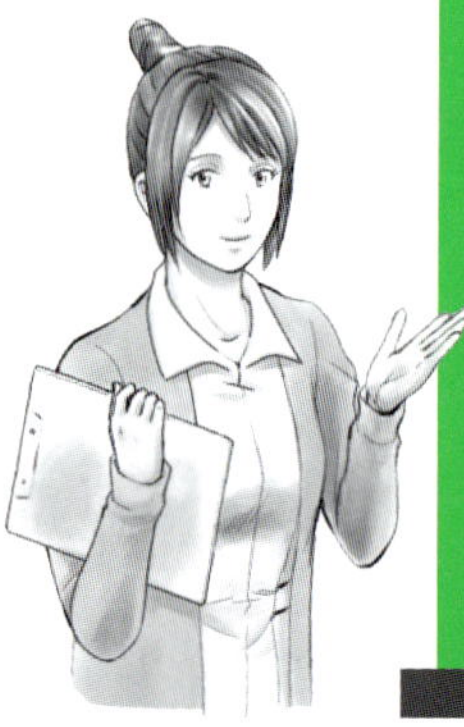

在医総管・特医総管の算定要件

1. 在宅療養計画に基づき月2回以上継続して訪問診療を行った場合に算定
2. 当該患者に対して主として診療を行っている1つの医療機関が算定する
3. 投薬などの費用は別に算定できない
4. 在宅がん医療総合診療料を算定する月は、併算定できない

最初の一歩 制度の知識

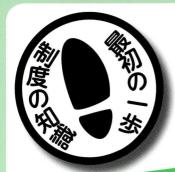

在医総管を算定する場所

- 自宅
- 認知症高齢者グループホーム
- 小規模多機能型居宅介護と複合型サービス事業所の宿泊サービス時
- 特定施設の指定を受けていないサービス付き高齢者向け住宅、有料老人ホーム、ケアハウスなど

特医総管を算定する場所

- 養護老人ホーム（定員111人未満）
- 軽費老人ホーム（A型）
- 特別養護老人ホーム（末期の悪性腫瘍、死亡日から遡って30日以内の患者に限る）
- 短期入所生活介護・介護予防短期入所生活介護事業所（末期の悪性腫瘍の患者に限る）
- 特定施設の指定を受けたサービス付き高齢者向け住宅、有料老人ホーム、ケアハウス（外部サービス利用型を除く）など

在医総管 特医総管の加算

重症者加算

在医総管
特医総管の対象患者のうち
特別な管理を必要とする者に
月４回以上の
往診または、訪問診療を
行った場合に、
患者１人につき
月１回算定できる加算です。

「たんぽぽ先生の在宅報酬算定マニュアル」（日経BP社）をご参照ください

在宅移行早期加算

入院医療から
在宅医療に移行後
在医総管または**特医総管**を
算定した日が属した月から
起算して
3カ月以内の期間、
月１回算定できる加算。
※ただし、退院から１年を経過した患者には算定できません。

往診
訪問診療に
併算定OK

在宅療養指導管理料

在宅での継続した医療機器の使用や処置を必要とする場合に算定します。

25項目の管理料があり、月に１回算定。２つ以上の管理料が該当する場合は主なもの１つを算定し、加算は該当するものすべて算定可能です。対象者は、当該指導管理が必要と医師が判断した者。医師が患者や介護者に療養上の注意や指導をし、医学管理を行い、十分な衛生材料・保険医療材料を支給した場合に算定できます。

・在宅自己注射指導管理料
・在宅悪性腫瘍患者指導管理料
・在宅中心静脈栄養法指導管理料
・在宅酸素療法指導管理料
・在宅人工呼吸器指導管理料
・在宅気管切開患者指導管理料
など全25項目

訪問診療に
加算OK

看取りを行った場合の加算

在宅ターミナルケア加算

終末期の患者への肉体的・精神的苦痛を緩和するためのケアを評価したもの。患者の死亡日および死亡日前14日以内の計15日間に、２回以上の往診または訪問診療を実施した場合に算定できます。往診や訪問診療後、24時間以内に自宅以外の場所で死亡しても算定可能です。

看取り加算

事前に患者の家族等に対して十分な説明などを行い、患家で看取りを行った場合に算定できます。

在宅ターミナルケア加算と看取り加算は、在宅患者訪問診療料の加算に設定されていて、在宅ターミナルケア加算と看取り加算の併算定は可能です。しかし、看取り加算と死亡診断加算は併算定できません。

最初の一歩
制度の知識

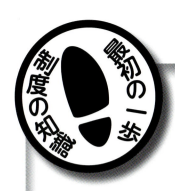

同一建物居住者と同一患家は、どう違う？

同じ日に同じ建物に住む患者を2人以上診た場合、その患者の関係が同一患家に該当するのか、同一建物居住者に該当するのかで、算定する診療報酬が違ってきます。

「同一患家」に該当するのは、同じ日に、同じ世帯で夫婦や親子を診察した場合。往診料や在宅患者訪問診療料に適用されます。

「同一建物居住者」の「同一建物」とは、施設やマンションなどの集合住宅のこと。施設などで2人以上訪問診療をした場合に適用されますが、往診では適用されませんので注意が必要です。

どういうことかと言うと、施設に医師が出向き、2名の患者を診た場合、2名とも在宅患者訪問診療料を算定するなら、2名とも「同一建物居住者」。1名が往診で、1名が在宅患者訪問診療料を算定するなら、後者は「同一建物居住者以外の場合」の在宅患者訪問診療料を算定します。前者は往診なので、「同一建物居住者」は適応されないのです。

往診以外にも、「末期がんと診断した後に訪問診療を開始した日から60日以内の患者」と「死亡日から遡って30日以内の患者」も同一建物居住者としてカウントしません。最初の一歩としては、ハードルが高いのですが、往診と訪問診療には欠かせない概念なので、頭の隅に入れておいてください。

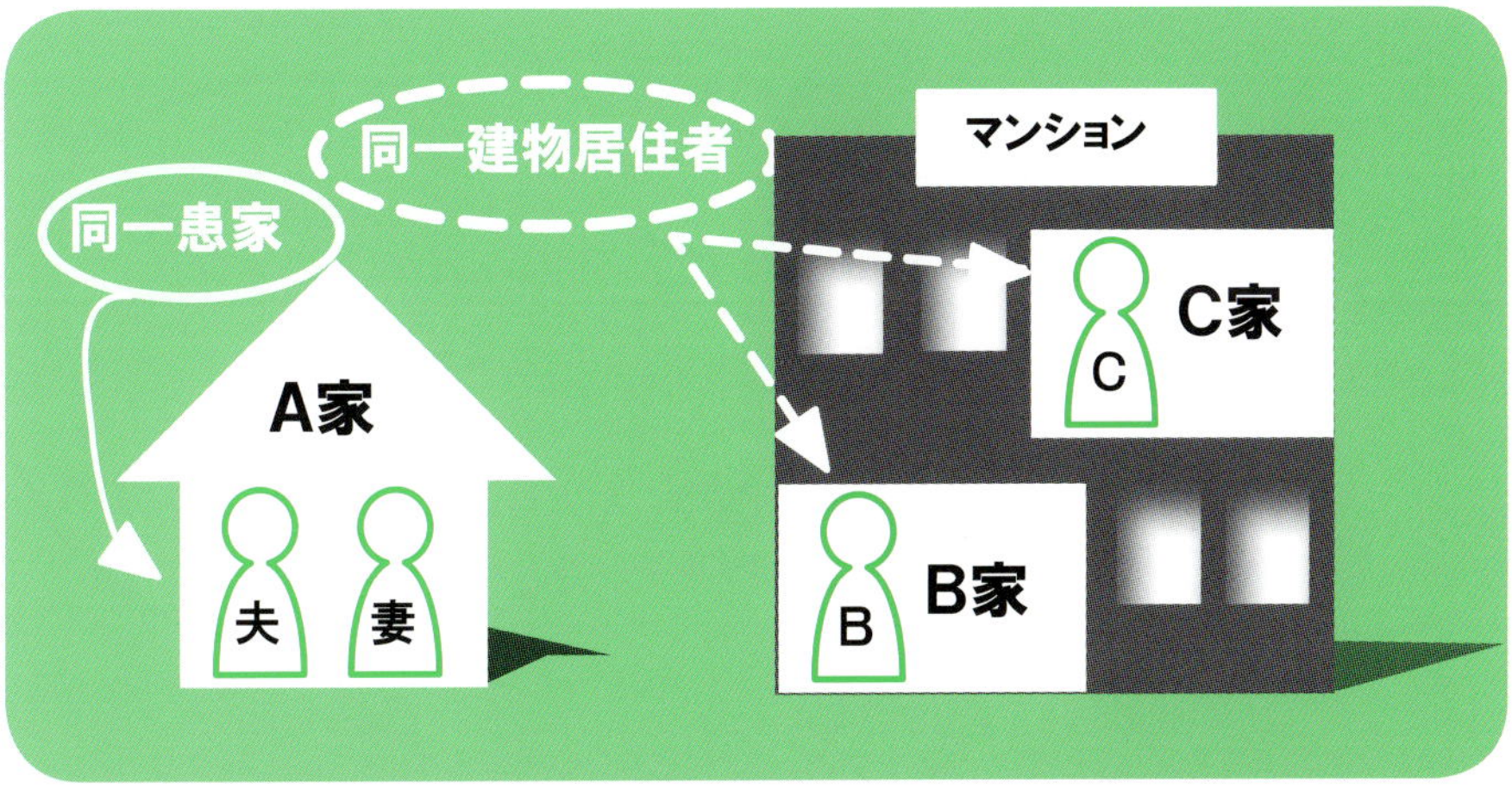

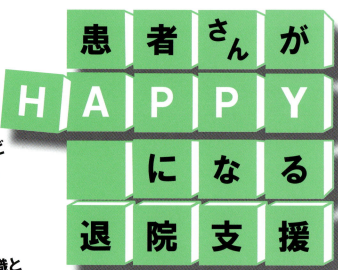

患者さんがHAPPYになる退院支援

患者さんにとって
退院はうれしいことだけど
退院することへの不安も
実は、多いのです。
患者さんが安心して
退院するために役立つ
在宅医療の制度の知識と
ノウハウをご紹介します！

入院

退院準備期間

・一時外出や外泊で、自宅で療養への自信をつけてもらう。
・介護保険の要介護認定申請が可能ならば、手続きをする。
・退院後の療養を支える在宅医やケアマネジャー、
　訪問看護ステーション等の提案を患者に行い、
　希望のあった医療機関や事業所に連絡を行う。
・退院前カンファレンスの開催。

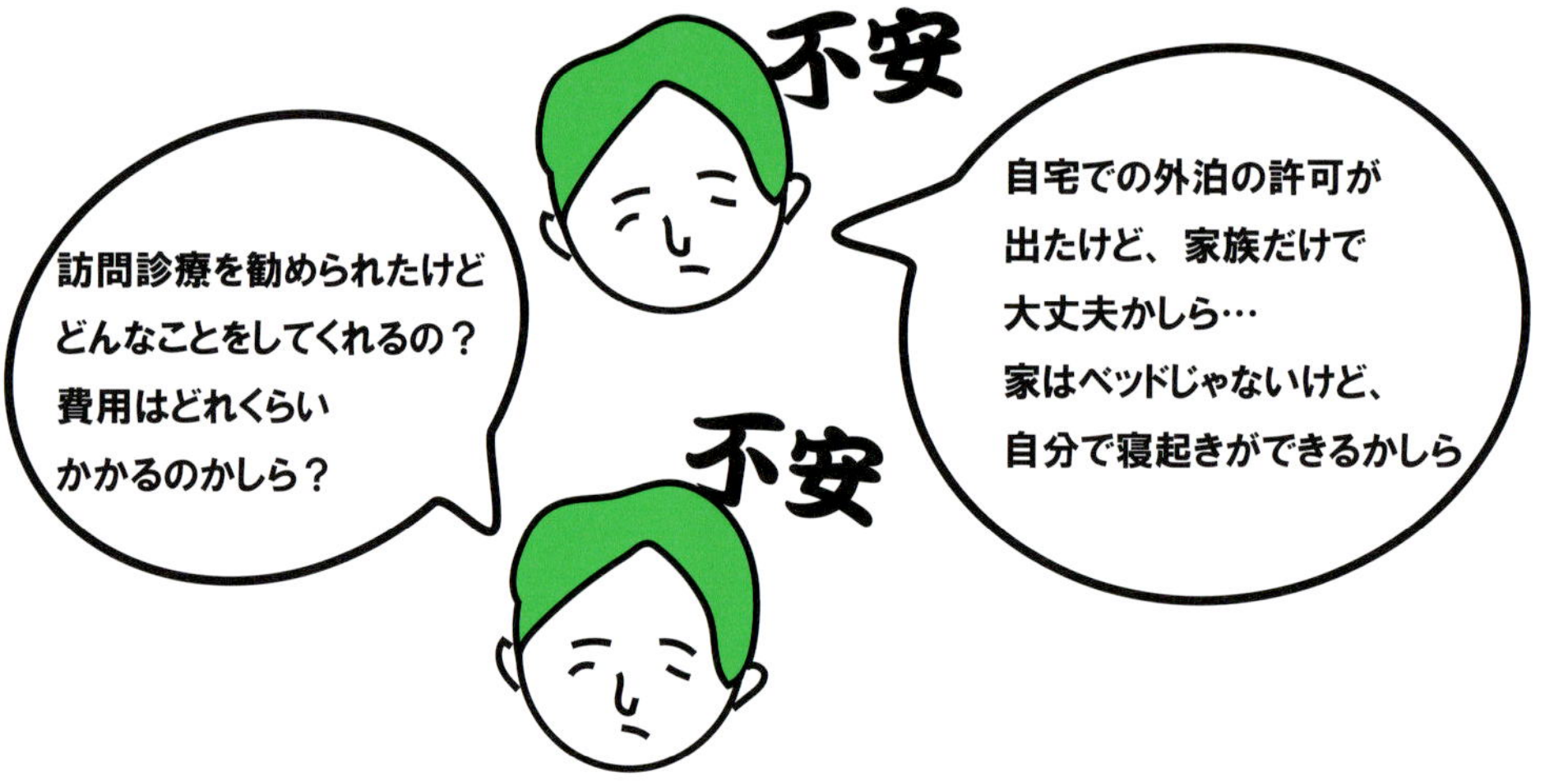
不安
自宅での外泊の許可が出たけど、家族だけで大丈夫かしら…家はベッドじゃないけど、自分で寝起きができるかしら
訪問診療を勧められたけどどんなことをしてくれるの？費用はどれくらいかかるのかしら？
不安

ユウノ　モリコ　さんの
不安を解決して
HAPPYになれる退院支援を
考えていきましょう！

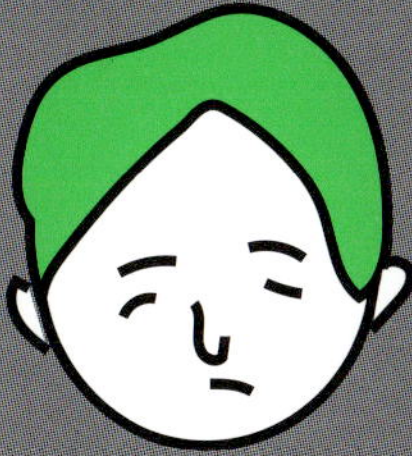

ユウノモリコさん（56歳）女性
【主病名】直腸がん術後、腹膜・肝臓転移
　　　　　ターミナル状態
【ADL】室内は歩行可能。
　　　　身の回りのことはなんとか自分でできる
【医療処置】人工肛門

夫・長男・長女の4人暮らし。3年前に直腸がんとなり、手術を受けるも、その後全身に転移。治療を行ってきたが功を奏さず。自宅で家族とゆっくり過ごしたいとの希望があり、今回退院することとなる。

退院

・在宅医は、退院日に初診を行う。

・在宅側スタッフも初診に合わせて訪問する。

退院後１カ月

・退院日～２週間は、訪問診療・訪問看護の回数を増やす。

・自宅での療養生活が落ち着き、患者や家族が不安なく過ごせるようになれば、患者本人のやりたいこと等の希望を聞き、実現できるよう支援する。

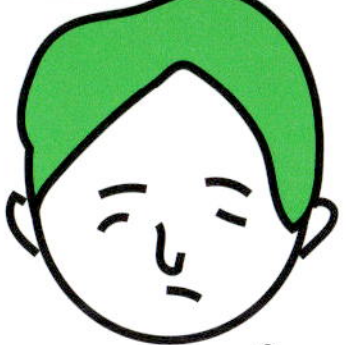

不安

家に帰れたのはうれしいけど、
病院のようにいつも先生や看護師さん
がいるわけじゃない。
何かあったとき、どうなるのかしら…

私の病気や体のこと
在宅医の先生には
ちゃんと伝わってるの
かしら？

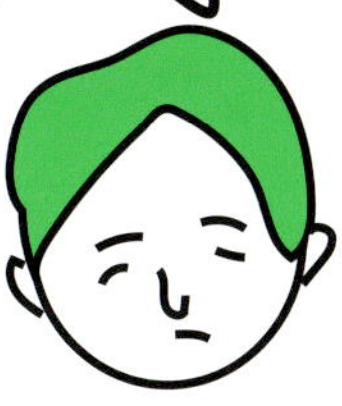

不安

ユウノモリコさんの
不安は
こうやって
解決しましょう！

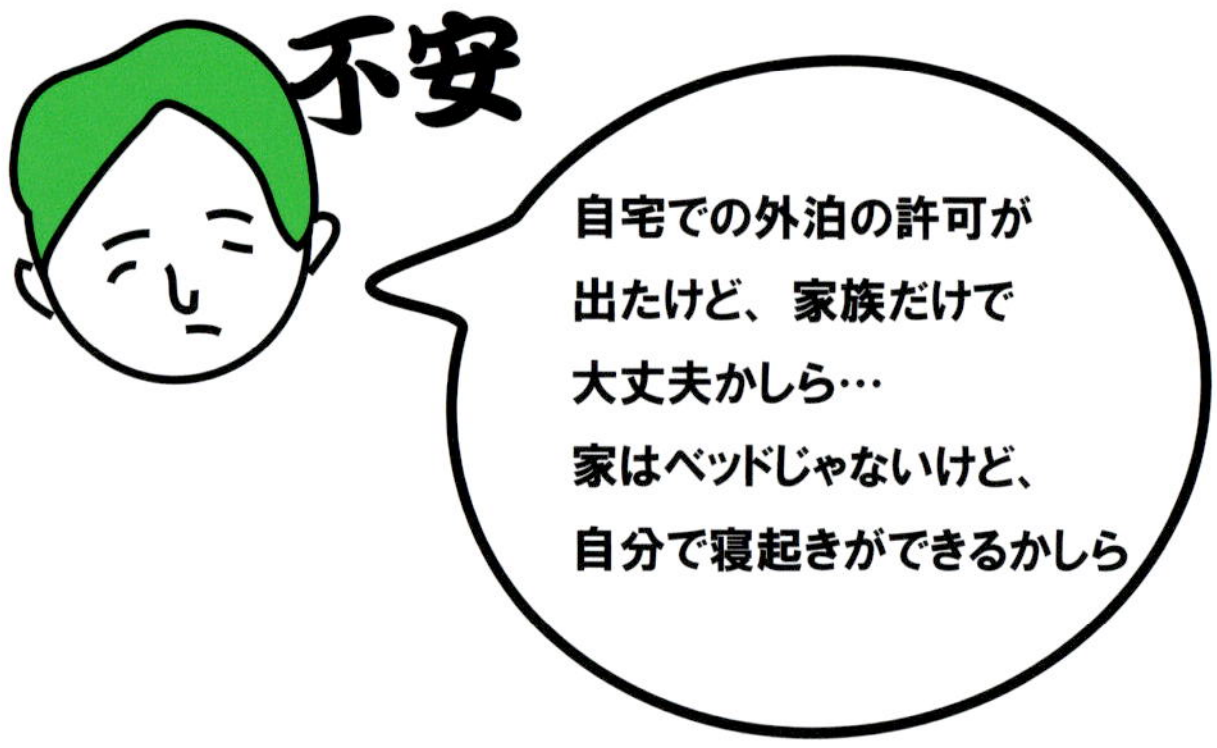
不安
自宅での外泊の許可が
出たけど、家族だけで
大丈夫かしら…
家はベッドじゃないけど、
自分で寝起きができるかしら

入院中に外泊する際に、訪問看護を利用できる場合があります。

入院患者が退院後の在宅療養生活に備えて、試験的に外泊をすることがありますが、【厚生労働大臣が定める疾病等】や【厚生労働大臣が定める状態等】に該当するか、外泊時に訪問が必要と認められた人は、訪問看護ステーションからの訪問看護（訪問看護基本療養費Ⅲ）が利用できます。一時的とはいえ、重症者の場合は特に、管理の行き届いた病院から家族しかいない自宅に戻るのを不安に思い、帰りたくても躊躇してしまうこともあるのです。そんな時には、ぜひ訪問看護の利用を勧めてみてください。

　医療保険を利用する訪問看護なので、介護保険の要介護認定者でも医療保険で算定可能です。

【厚生労働大臣が定める疾病等】（**特掲診療料の施設基準等別表第七に掲げる疾病等**）
末期の悪性腫瘍・多発性硬化症・重症筋無力症・パーキンソン病関連疾患・頸髄損傷・脊髄小脳変性症・人工呼吸器を使用している状態など 20 の疾患等があります。**詳細は在宅医療物語第 1 巻 25 ページを参照ください。**

【厚生労働大臣が定める状態等】（**特掲診療料の施設基準等別表第八に掲げる状態等**）
真皮を越える褥瘡の状態・人工肛門・人工膀胱を設置している状態等があります。
詳細は在宅医療物語第1巻50ページを参照ください。

外泊の間、訪問看護を利用されませんか？
医療処置や入浴介助など、ご家族だけで対応するには心配なこともお願いできますよ。
外泊の間、介護用ベッドを自費でもレンタルできますから、
ケアマネジャーさんに相談してみましょうか？

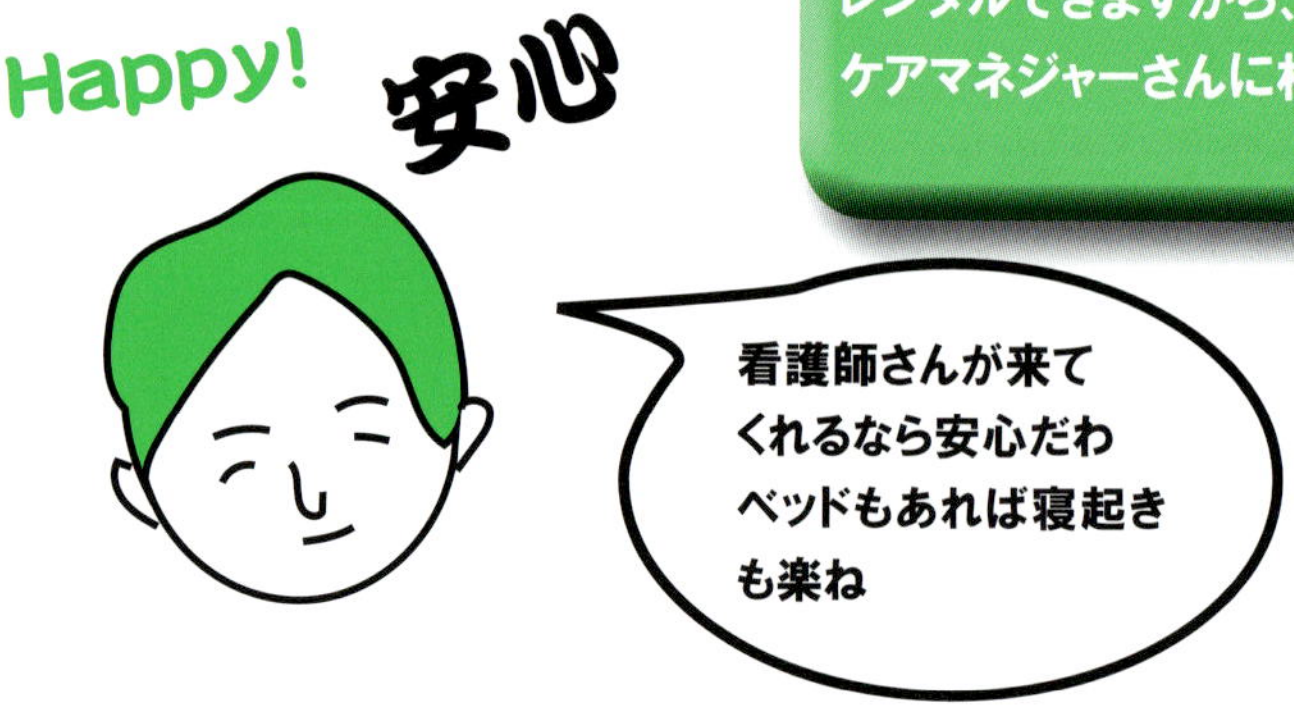
Happy!
安心
看護師さんが来て
くれるなら安心だわ
ベッドもあれば寝起き
も楽ね

訪問診療を開始する前に、患者本人やご家族に費用の目安やシステムについて説明すること。

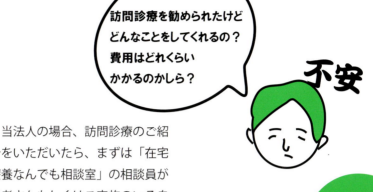

当法人の場合、訪問診療のご紹介をいただいたら、まずは「在宅療養なんでも相談室」の相談員が患者さんもしくはご家族のいる自宅や病院、施設に伺います。そこで、訪問の頻度や緊急時の対応、費用の目安や薬の受け取りについて説明し、ご納得いただいてから訪問診療を開始しています。その時に費用の支払い方法や訪問診療車の駐車場所についても取り決め、診療開始後に事務処理トラブルが起こらないよう準備をします。

この過程を経ることで、患者さんは安心して訪問診療を受けることができ、スムーズな診療開始は、その後の医師や看護師との信頼関係の構築にも好影響を与え、安心できる在宅療養生活につながるのです。

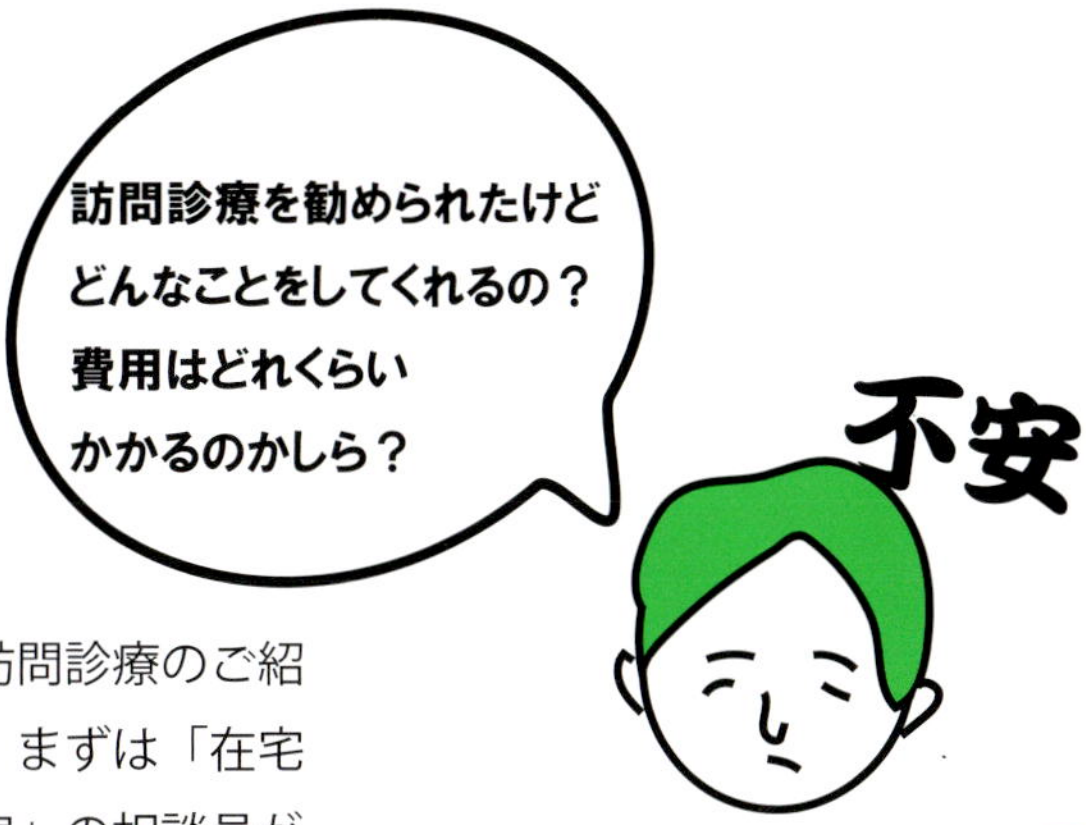

問合せを受けてから訪問診療開始までの流れ

訪問診療の相談・問合せ

↓

事前説明（インテーク）

並行して、患者情報を紹介元の病院やケアマネジャーから提供してもらう。「在宅療養なんでも相談室」の看護師と相談員で訪問し、費用やシステムの説明以外にも、既往歴や現在の治療、体の状態や薬、在宅療養への不安や希望についても直接患者本人・ご家族から聞く。

↓

訪問診療開始

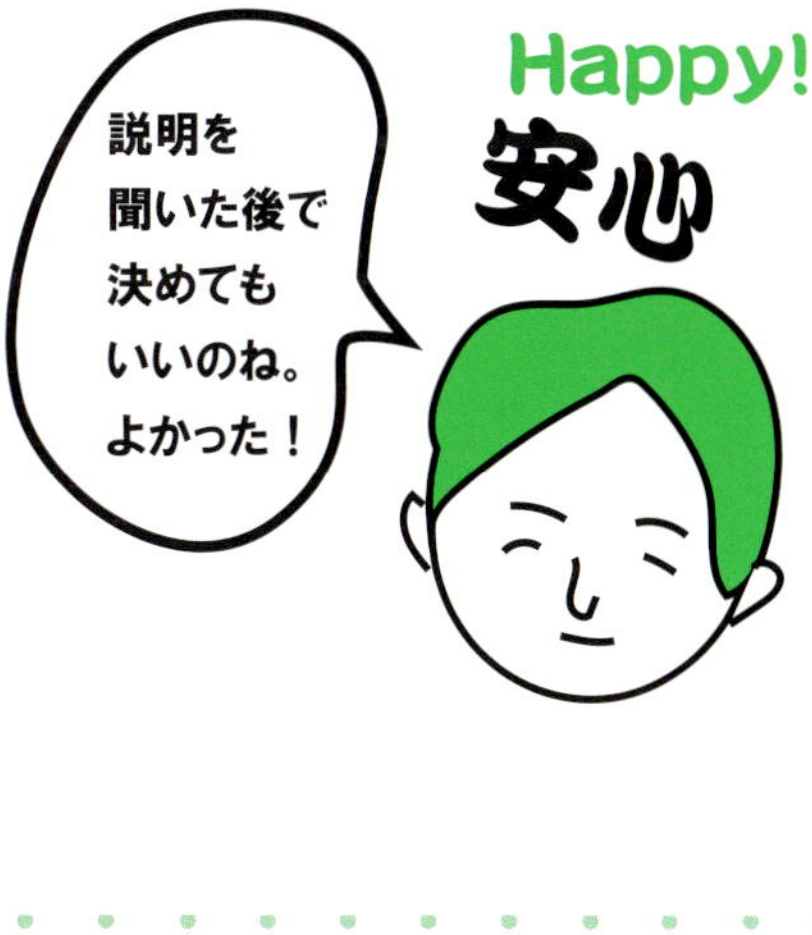
説明を
聞いた後で
決めても
いいのね。
よかった！
Happy!
安心

**訪問診療を始める前に
クリニックの担当の人が、
費用の目安や訪問回数、
緊急のときの対応の説明を
事前に説明してくれるそうですよ。
その後で、始めるかどうか
決めてはいかがですか？**

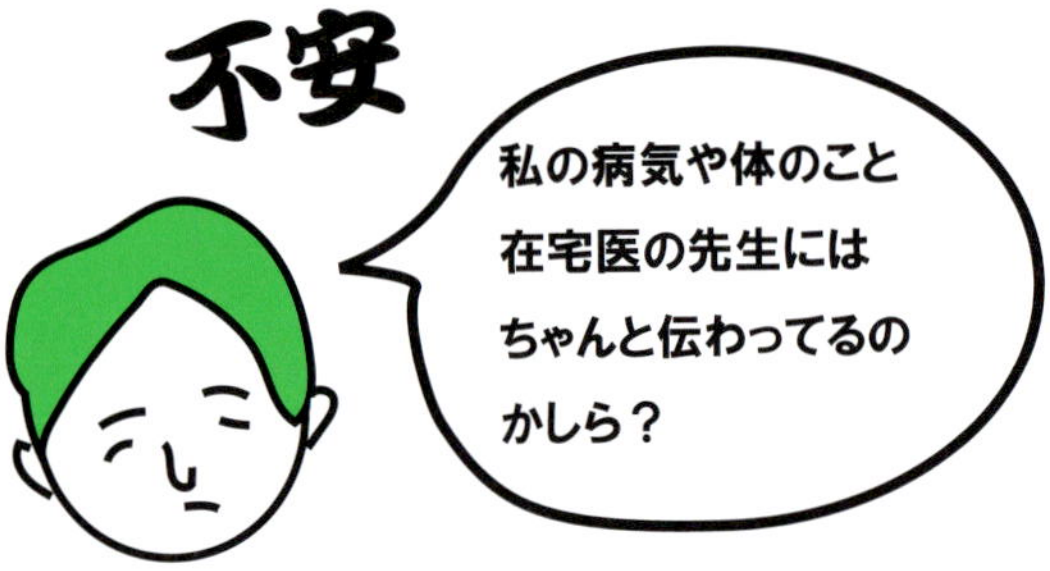

不安
私の病気や体のこと
在宅医の先生には
ちゃんと伝わってるの
かしら？

退院前カンファレンスは、安心して在宅療養生活を始めるために絶対必要なミーティングの場です！

自宅でどのような療養生活が送れるのだろう？　どんな在宅医や訪問看護師が来るのだろう？　今、病院でやってもらっている医療処置と同じことが家でもできるのだろうか？　ターミナル期の退院となれば、患者本人は元より、支える家族も不安が強いもの。その不安を解消するためにも、必ず退院前カンファレンスは行ってください。（ターミナル期の患者以外でも開催してください）

病院主治医から在宅医へと引き継ぎが行われる場に患者本人やご家族も同席することで、自分のことがちゃんと伝えられていると思えますし、ケアマネジャーや訪問看護師、訪問介護事業所スタッフなど大勢の在宅療養側スタッフに会えば、「自分たちはこんなに多くの人に支えられているのだ」と心強く思うはずです。また、患者・家族、在宅療養側スタッフ双方ともに、顔合せができる絶好の機会にもなります。

左ページの「退院前カンファレンスでの確認事項」の情報を病院主治医と在宅医間で確認しておくと、訪問診療がスムーズに開始できますので、参考にしてください。

退院前カンファレンスには、病院・在宅医側がそれぞれ算定できる診療報酬がありますので、簡単にご紹介しておきます。

退院時共同指導料
医師共同指導加算
4者共同指導加算

●在宅医側が算定

- **退院時共同指導料 1**
  在宅療養支援診療所の場合　1000 点
  それ以外　600 点
- **特別管理指導加算**　200 点
  「厚生労働大臣が定める状態等」の患者の場合に加算

●病院側が算定

- **退院時共同指導料 2**　300 点
- **医師共同指導加算**　300 点
  病院医師と在宅医双方が行った場合
- **4 者共同指導加算**　2000 点
  病院医師が在宅医（or 看護師・准看護師）・歯科医師・歯科衛生士・薬剤師・訪問看護ステーションの看護師・PT・OT・ST、介護支援専門員のうち 3 者以上と行った場合に加算

退院前カンファレンスでの確認事項

- **患者の病状の確認**
  - □必要な画像（X－P、CT）はデジカメで撮る
  - □頓服薬、レスキューを確認する
  - □点滴や医療処置、在宅医療機器は必要か？
- **必要な医療処置は何か？**
  - □在宅ではその処置は誰が行うのか？
  - □家族への指導はきちんとできているか？
  - □物品類の確認
    （退院時の支給物品と退院後の支給物品）
- **どこまで告知しているか確認する**
  - ①病名告知　②病状告知　③予後告知
  - □未告知の場合、今後も未告知でよいか、告知しなかったデメリットも理解した上で、家族に自己決定してもらう。
- **患者本人、ご家族はどれくらい在宅療養を希望しているか？**
- **在宅医療の限界の説明**
- **食べられなくなったらどうするか確認**
  - ①自然経過でみる　②末梢点滴　③IVHリザーバー　④経管栄養、胃瘻栄養
  - □「亡くなる前は必ず食べられないときがくる」ことを理解した上で、最期をどのように迎えたいかについて話し合う。
- **看取りの場所の確認**
  - ①自宅　②病院　③ホスピス　④施設
  - □看取りの場所は自由に選択できることをお伝えする
- **緊急時の対応の確認**
  - ①在宅医療で可能な範囲の対応でよい
  - ②病院に救急搬送して欲しい→受け入れ病院の確認
  - ③緊急対応時の在宅医と訪問看護ステーションとの役割分担確認
- **在宅ケアのシステムや料金の説明**
  - □重度心身障害者医療費助成制度の対象か？
  - □特別障害者手当は取っているか？
  - □特定疾患はあるか？
  - □訪問看護は医療保険となるか？
- **退院後の在宅サービスプランの確認（介護申請をしているか？介護度の確認）**
- **予後の確認（家族、在宅ケアチームで共有する）**
- **退院日と今後の受診予定**

不安なことや聞きたいことがあったら、いつでも聞いてくださいね。

それに、退院前には、病院の主治医や看護師と在宅医、訪問看護師やケアマネジャー等が集まって、ユウノモリコさんの病状や今後について話し合いますから、そのときにも直接聞けますよ。

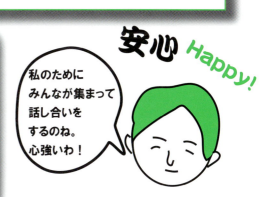

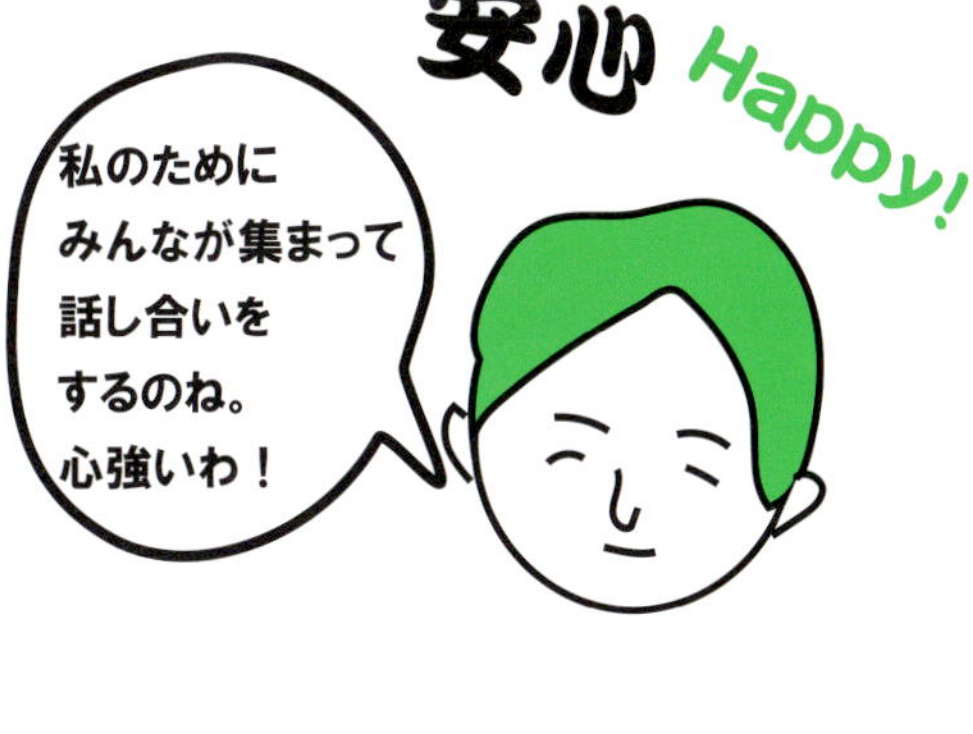
安心
Happy!
私のために
みんなが集まって
話し合いを
するのね。
心強いわ！

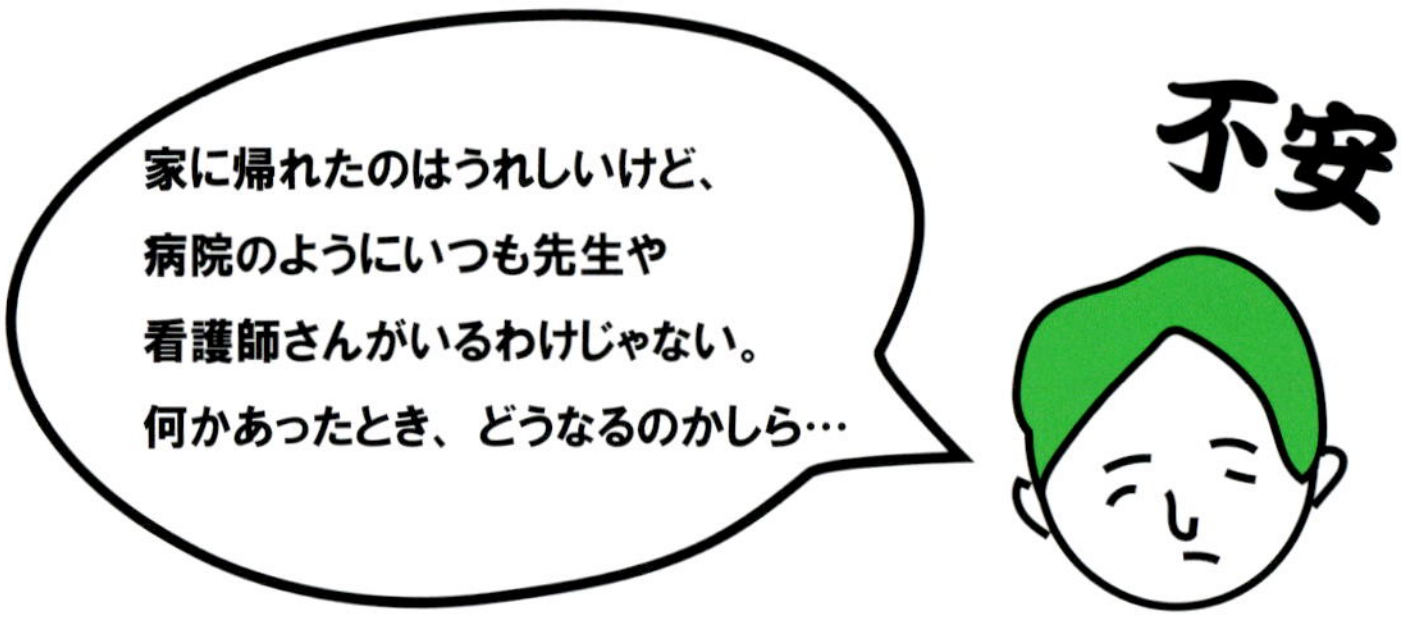
家に帰れたのはうれしいけど、
病院のようにいつも先生や
看護師さんがいるわけじゃない。
何かあったとき、どうなるのかしら…
不安

退院日に訪問して初診を行います。初診でないと聞けないことを時間をかけてしっかり聞きましょう。

当院では、訪問診療の初診は、退院日に行います。退院日から在宅医による24時間対応が可能になるので、病院から自宅へ医療が途切れることなく移行でき、患者さんも安心です。

そして、初診時には、ケアマネジャーや訪問看護師、訪問介護事業所のサービス提供責任者、訪問薬剤指導を受ける場合は薬剤師等、在宅療養を支えるスタッフにもできるだけ同席をお願いし、今後の治療やケアについて話し合い、方針を統一しましょう。スタッフも方針が明確であれば、何かあった場合でも混乱が生じる可能性が低くなり、結果として、患者さんは穏やかで満足できる療養を続けられるのです。

また、在宅療養生活が落ち着くまでの1～2週間は、訪問頻度を多めにします。その間に、患者本人やご家族が行う医療手技の指導や、さまざまな気持ちを傾聴するなどして信頼関係を築き、「この先生がいるなら、自宅で療養が続けられる」と自信を持ってもらうのです。

ターミナル患者の場合は、初診を逃すと聞けない情報があります。左ページに一覧にしていますが、これらを知っておくことで、患者さんの残された時間をより穏やかで満足いくものにできると考えています。

退院後1カ月間は可能になる同日算定

医療機関や訪問看護ステーションの開設者や代表者が同一の「特別な関係」であれば、その医療機関と訪問看護ステーションは、同一の患者に同日の訪問診療と訪問看護の併算定ができません。しかし、退院後１カ月間は特別な関係にあっても算定可能です。

また、異なる医療機関からの訪問看護も退院後１カ月間は、同一の患者に同日の訪問看護の併算定が可能です。

診療報酬上も退院後１カ月間は、きめ細かな対応を求めているとも考えられます。

初診時にぜひ聞いておきたい！
ターミナル患者用問診一覧

1）今、一番つらいことはなんですか？

2）病気のことは先生からどのように聞いていますか？

3）はじめてこの病気を知ったとき
どんなことを感じましたか？

4）現在の状態と１カ月前の状態
【食事】
（元気な時を10とすると・・・）
現在の状態
１カ月前の状態
【睡眠】
（寝ている時間と起きている時間とどちらが長い？）
現在の状態
１カ月前の状態
【ADL】
現在の状態
１カ月前の状態

5）これからどこで過ごしたいですか？
そしてこれからどんな治療を受けたいですか？
【これからどこで過ごしたいか？】
本人
家族
【これからどんな治療を受けたいですか？】
本人
家族

6）どちらの生まれですか？
仕事や家族は？
（本人の支えは何か？）
どんなことをしたいか？

7）病歴を確認する。

8）楽にすることを優先します。
今後の疼痛コントロールの指示。
【ベース】
【レスキュー】

9）次いつ頃訪問したら安心ですか？
次回訪問予定
訪問頻度

10）反応を見て聞くかどうか決める。
【告知】

【予後】

【食べられなくなったらどうするか？】

次はいつ訪問しましょうか？モリコさんが安心して過ごせるよう、訪問回数もご希望に合わせますから、おっしゃってくださいね。
そして、365日24時間の対応をしていますから、不安なことや困ったことがあったら、いつでも連絡してください。

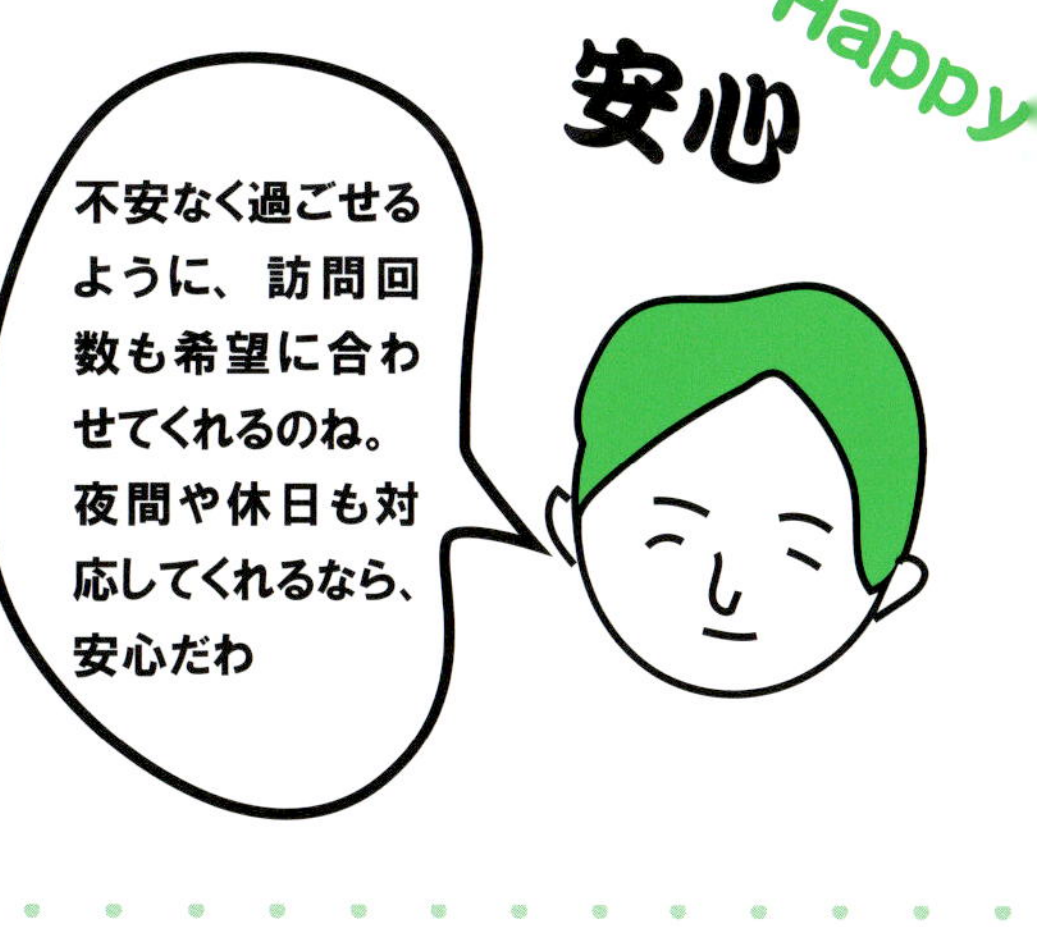
Happy
安心
不安なく過ごせるように、訪問回数も希望に合わせてくれるのね。夜間や休日も対応してくれるなら、安心だわ

患者の想いを支え、在宅療養をマネジメントできる人が、患者をＨＡＰＰＹにできます。

「患者さんは、病院にいた方が安心だから、家に帰りたいなんて思ってないんですよ」。これは、退院支援をテーマにする研修会などで医療従事者からよく出る意見ですが、本当にそうでしょうか。

結論から言いましょう。患者さんは本当は家に帰りたいと思っているのです！ただ、不安が多すぎて、「家に帰るなんて考えられない状況」にいるだけ。「自分が家に帰ると、家族に迷惑をかけるのではないか」「家に帰って、何か起こったらどうしたらいいのだろう」「こんな病状の自分が退院なんてできるわけがない」。そんな不安の解決策がわかり、自宅で、自分がどのような医療やケアを受けながら過ごすのかが具体的にイメージできれば、「家に帰りたい！」と考えるようになるのです。

そして、家に帰る決心をするために、もう一つ大切なこと。「限られた時間をどう生きるのか」に向き合うことです。

ターミナル期の患者さんの場合、つらいことですが「自分はもう治らない。自分の病気に治療法はもうない」と理解し、人は誰も限られた命を生きる中で、自分は最期をどう生きたいのかという課題に直面しなくてはならないのです。

退院時に予想される不安を解決し、患者本人の最期までよりよく自分らしく生きたいという想いがあれば、どんな体の状態であっても家に帰ることができます。

退院支援の重要なポイントは、患者さんの想いを支えることと、在宅療養をマネジメントする能力です。それを兼ね備えれば、患者さんを幸せな退院、在宅療養へと導くことができます。

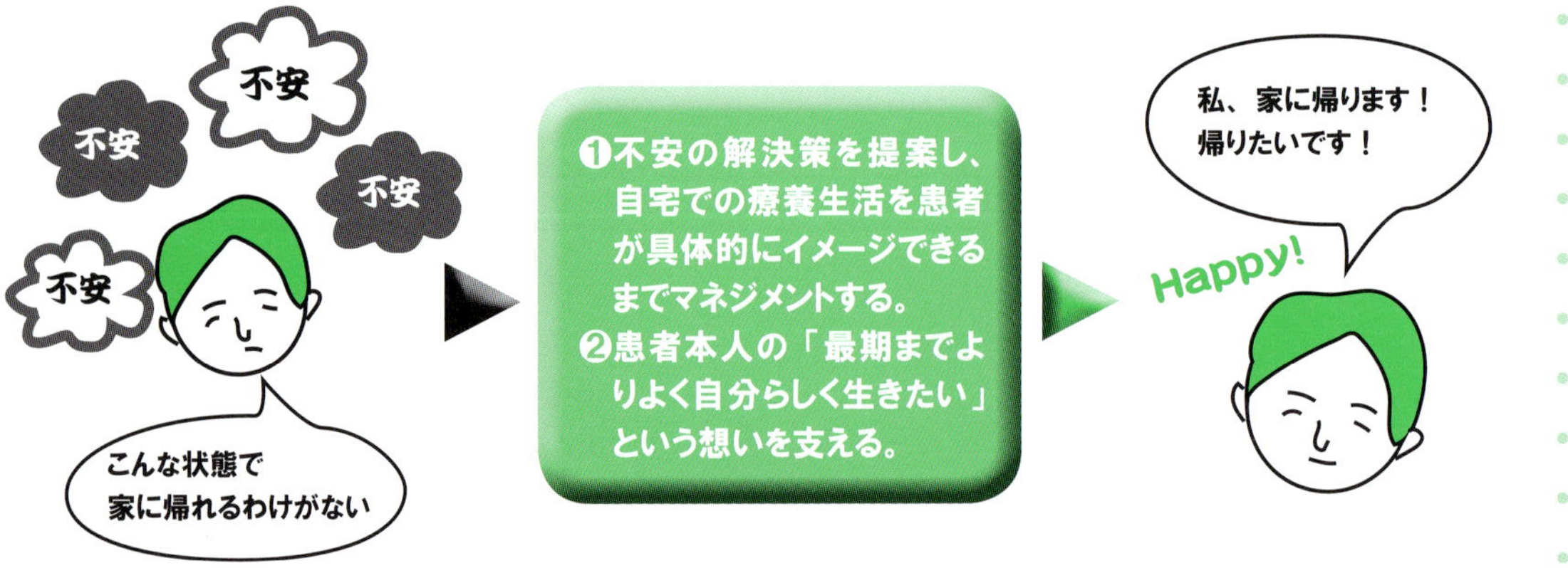
不安
不安
不安
不安
こんな状態で
家に帰れるわけがない
❶不安の解決策を提案し、自宅での療養生活を患者が具体的にイメージできるまでマネジメントする。
❷患者本人の「最期までよりよく自分らしく生きたい」という想いを支える。
Happy!
私、家に帰ります！
帰りたいです！

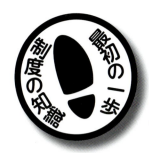

最初の一歩 制度の知識

在宅患者訪問診療料と往診料、関連する診療報酬に関する基礎問題です。正しく理解できているか、確認しましょう！

理解度 CHECK TEST

No.	問題	正誤	解説
1	患者の求めに応じて訪問して行う診療を訪問診療という。	×	患者の求めに応じて訪問する場合は往診。
2	在宅患者訪問診療料は、原則として週に３日まで算定できる。	○	「厚生労働大臣が定める疾病等」の場合と急性増悪時は３日以上も可。
3	特別な事情のない限り、往診の範囲は直線距離で10km以内である。	×	直線距離で16km以内。
4	在宅患者訪問診療料は、１人の患者に対し１日に２回まで算定できる。	×	往診料は２回以上算定できるが、在宅訪問診療料は１日１回に限る。
5	在宅患者訪問診療料は、１人の患者に対して複数の医療機関が訪問した場合も、それぞれに算定できる。	×	
6	往診料には、夜間・深夜・緊急の加算がある。	○	
7	在宅患者訪問診療料には、時間外・休日の加算がある。	○	
8	訪問診療を開始する際には、患者や家族に対して十分に説明すれば、同意書は必要ない。	×	患者や家族の署名付きの同意書が必要である。
9	在宅療養指導管理料は、該当する管理料があれば２つまで算定できる。	×	２つ以上の管理料が該当する場合は、主なもの１つを算定する。
10	在宅療養指導管理料を算定した患者には、衛生材料・保険医療材料の費用は別に算定できない。	○	
11	在宅ターミナルケア加算と看取り加算は併算定可能である。	○	
12	グループホームに入所の患者に、月に２回の訪問診療を行った場合、特定施設入居時等医学総合管理料が算定できる。	×	グループホームは、在宅時医学総合管理料を算定する。
13	自宅に住んでいる患者の場合、月に訪問診療１回と往診１回でも、在宅時医学総合管理料が算定できる。	×	計画的に訪問診療を月２回以上行う。
14	在宅患者訪問診療料は、「同一建物居住者」と「同一建物居住者以外」とで点数が異なる。	○	
15	訪問診療を行っている患者を自宅で看取った場合には、在宅ターミナルケア加算・看取り加算が併算定できる。	○	

著者紹介

永井 康徳　ながい　やすのり

1966年生まれ。愛媛大学医学部卒業。愛媛大学医学部附属病院、自治医科大学地域医療学教室を経て、愛媛県の明浜町国保俵津診療所所長に就任。2000年に、愛媛県初の在宅医療専門診療所「たんぽぽクリニック」を松山市に開業。現在、医療法人ゆうの森の理事長として「たんぽぽクリニック」、西予市の「たんぽぽ俵津診療所」、訪問看護ステーション、訪問介護事業所などの運営を手がける。

〈著書〉

「たんぽぽ先生の在宅報酬算定マニュアル」（日経BP社）

「楽なように　やりたいように　後悔しないように」（愛媛新聞社）

「在宅医療物語　第１巻」（たんぽぽ企画）

永井 康徳オフィシャルサイト
http://www.drtampopo.jp/

こしのりょう

1967年生まれ。新潟県三条市出身。

〈おもな作品〉

「N'sあおい」
（2004～2010年 講談社「週刊モーニング」連載）
2006年テレビドラマ化

「町医者ジャンボ！！」
（2011年～ 2015年 講談社「週刊現代」連載）
2013年テレビドラマ化

「投資アドバイザー有利子」
（2008～2009年 角川書店「コミックチャージ」連載）

「新抗体物語」
（2013年～ 2014年 協和発酵キリン ウェブサイト連載）

「HANA♪うた」
（2006年～ 日本看護連盟 機関誌「N∞［アンフィニ］」にて連載中）

『銀行渉外担当 竹中治夫』
（講談社「週刊現代」2015年～連載中）

『Dr.アシュラ』
（日本文芸社「週刊漫画ゴラク」2015年～連載中）

無料気まぐれ漫画描いてます。「漫旅」
https://note.mu/ryokoshino

こしのりょうオフィシャルサイト
http://cork.mu/koshinoryo/

在宅医療物語

第２巻　求められる在宅医療とは

発行日　2015年５月１日　初版第１刷発行

原作・解説　永井 康徳
作　　画　こしのりょう
作画協力　矢野 道子
編　　集
デザイン　医療法人ゆうの森　永吉 裕子
発行・発売　たんぽぽ企画株式会社
〒791-8031愛媛県松山市北斎院町810-14
Tel&Fax 089-953-1163
印　　刷　佐川印刷株式会社